AF377162

# DES
# HÉMORRHAGIES
# RÉTINIENNES

PAR

## Édouard LARRIEU

DOCTEUR EN MÉDECINE

CHEF DE CLINIQUE OPHTHALMOLOGIQUE DU Dʳ SICHEL.

PARIS

ADRIEN DELAHAYE, LIBRAIRE-ÉDITEUR

PLACE DE L'ÉCOLE-DE-MÉDECINE

1870

# DES
# HÉMORRHAGIES RÉTINIENNES

## ANATOMIE.

La rétine, membrane sensible de l'œil, se trouve située entre le corps vitré et la choroïde. Dlle se porte en avant et se termine avant d'atteindre le corps ciliaire par un léger renflement et de fines dentelures, disposition désignée sous le nom d'*ora serrata*. A ce niveau, elle fournit un prolongement membraneux qui fixe son bord antérieur à la zonule de Zinn.

Elle est parfaitement transparente sur le viuant et par suite ne réfléchit qu'une très-petite quantité de lumière, qui se trouve éclipsée par la lumière qu'envoient les membranes profondes ; aussi ne peut-on que très-difficillement la distinguer à l'ophtholmoscope. Après la mort, elle devient plus ou moins opaque.

Cette membrane, extrêmement mince, présente une épaisseur qui varie entre 1 et 4 dixièmes de millimètre. Le maximum d'épaisseur existe au niveau du nerf optique; son minimum vers l'ora serrata.

La face externe est immédiatement appliquée contre le pigment choroïdien. La face interne est en contact avec le corps vitré qu'elle recouvre.

Cette membrane, d'une extrême délicatesse, présente

.une structure très-compliquée ; néanmoins on est arrivé, ces derniers temps, à bien connaître les différents éléments qui la composent et dont les connexions sont si intimes.

La rétine se compose de deux éléments fondamentaux.

Le tissu nerveux ;

La tissu cellulaire, qui comprend les vaisseaux. Le tissu cellulaire de la rétine appartient à cette variété de tissu conjonctif, que M. Virchow a découvert dans le cerveau, et qu'il a appelé la névroglie.

Grâce aux recherches récentes qui ont été faites sur ce point, on connaît aujourd'hui les différents éléments qui, entrent dans la composition de la rétine et en même temps leur disposition réciproque.

En étudiant la rétine sur des coupes verticales, on reconnaît plusieurs couches parallèles entre elles, superposées comme stratifiées.

On admet cinq couches.

1° La couche des bâtonnets ;

2° La couche granuleuse ;

3° La couche ganglionnaire ou de substance grise ;

4° La couche des fibres nerveuses provenant de l'épaississement du nerf optique ;

5° La membrane limitante.

Quelques anatomistes ont divisé la couche granuleuse en 3 plans et mentionnent aussi sept couches dans l'épaisseur de trois la rétine.

Toutes ces couches vont en s'amincissant d'arrière en avant, excepté la membrane limitante dont l'épaisseur est partout la même.

1° *La couche des bâtonnets* ou *membrane* de *Jacob*, est constituée par une infinité de petits corps en forme de bâtonnets ou de cônes placés très-régulièrement les uns à côté des autres, et qui ont la propriété de réfracter fortement la lumière. Muller a le premier démontré que cette couche

comprend deux corpuscules différents par leur forme, les bâtonnets et les cônes. Ces deux espèces d'éléments sont situés sur
un plan unique et limités en dedans par la limitante externe.

Les *bâtonnets* sont des corpuscules cylindriques, allongés,
dont l'extrémité externe est dilatée en forme de massue. De
l'extrémité interne part un prolongement très-fin à peine
perceptible, qui traverse toutes les couches de la rétine. Tous
ces filaments appelés fibres radiaires ou perpendiculaires
de Muller, établissent une connexion entre les éléments des
différentes couches de la rétine. Elles sont perpendiculaires
à la direction des fibres nerveuses, et viennent se terminer
sur la membrane limitante interne ; mais vers la macula,
leur direction devient oblique et presque parallèle à la fovea
centralis. Ces fibres s'altèrent dans la rétinite albuminurique.
Elles s'hypertrophient, deviennent graisseuses et apparaissent
sous la forme de points d'un blanc éclatant. La modification
qui survient dans ces fibres, produit cette figure étoilée, particulière au niveau de la macula, que l'on observe dans certaines formes de rétinite mais plus spécialement dans la rétinite albuminurique.

Il n'a pas été possible de déterminer si les fibres de Muller
sont confondues, ou simplement juxtaposées avec les cellules
ganglionnaires et les fibres nerveuses.

Les bâtonnets à l'état frais sont transparents, d'apparence
graisseuse, flexibles et en même temps cassants, enfin d'une
extrême délicatesse.

*Les cônes* ne sont que des bâtonnets dont le segment interne est terminé par un renflement conique, en forme d'une
poire pourvue d'un noyau. Ils présentent, comme les bâtonnets, un prolongement filiforme qui les relie aux parties
internes de la rétine. Le segment externe est analogue aux
bâtonnets. La substance qui forme les cônes est plus claire
que celle des bâtonnets, et néanmoins ils ont les mêmes propriétés.

Larrieu.                                                        2

Ces deux éléments perpendiculaires à la surface de la rétine sont disposés paralèlement les uns à côté des autres de telle façon que, par leur extrémité externe ils sont fixés à la choroïde, et par leur extrémité interne ils touchent à la couche granuleuse. Ils sont inégalement répartis dans les différents points de la rétine. Au niveau de la macula les cônes sont très-nombreux, mais leur nombre va en diminuant vers la périphérie, où il est moins considérable que celui des bâtonnets.

2° *La couche granuleuse* est composée de corpuscules transparents, fortement réfringents, de forme arrondie ou ovalaire, et de cellules. Cette couche comprend trois plans, un externe plus épais, contenant les corpuscules ou grains. Un interne plus mince, renfermant les cellules. Enfin un troisième plan intermédiaire à ces deux derniers, formé d'une substance finement granulée.

Nous verrons plus loin, en parlant de la rétinite albuminurique que c'est dans les éléments cellulaires de cett e couche que se déposent des granulations graisseuses formant des amas plus ou moins considérables qui apparaissent à l'ophthalmoscope sous la forme de taches arrondies d'un blanc jaunâtre et d'un aspect brillant.

3° *La couche ganglionnaire* a une épaisseur très-inégale plus forte au centre de la rétine, où elle présente 8 rangées de cellules. Nettement limitée, du côté de la couche granuleuse, elle est sans limite distincte en dedans.

Elle se compose d'une substance finement granulée, de fibres de tissu conjonctif et de cellules nerveuses multipolaires offrant la même constitution que dans le cerveau.

Les cellules renferment un noyau qui contient lui-même un ou deux nucléoles. Chacune de ces cellules présente plusieurs prolongements externes de un à cinq, qui se dirigent vers la couche granuleuse pour s'unir intimement au tissu cellulaire de cette couche.

Du côté interne de la cellule part un seul prolongement qui suit la direction des fibres nerveuses.

*La couche des fibres nerveuses* est constituée par l'épanouissement du nerf optique. Epaisse de 0$^{mm}$ 2, près de la papille, elle devient plus mince vers l'ora serrata, où les fibres nerveuses sont en très-petit nombre. Enfin elles manquent au niveau de la macula. Cette couche comprend les fibres nerveuses et les fibres de Muller qui la traversent. Les fibres nerveuses sont identiques sous tous les rapports aux fibres pâles du cerveau ; on n'est pas d'accord sur la présence du cylinder axis dans ces fibres.

Elles ont un pouvoir réfringent très-considérable et affectent après la mort une disposition variqueuse. Ces fibres forment des faisceaux un peu aplatis qui présentent une direction parallèle.

Quelques-unes se dirigent vers la macula autour de laquelle elles décrivent des arcs de cercle. Ces fibres se continuent probablement avec le prolongement des cellules nerveuses dont elles paraissent être une dépendance.

Les hémorhagies dans cette couche diffèrent par la forme qu'elles affectent de celles qui siégent dans la couche précédente. Elles présentent un aspect strié qui est dû aux fibres nerveuses tandis que les autres sont arrondies.

*La membrane limitante* est formée par une lamelle très-mince, intimement unie au tissu conjonctif de la rétine. Par sa face interne qui recouvre la couche des fibres optiques, elle reçoit l'insertion des fibres radiées ; par sa face externe elle est en rapport avec la membrane hyaloïde. Elle est homogène et présente les caractères des membranes vitreuses.

*Tache jaune.* — Elle correspond à l'extrémité postérieure de de l'axe optique principal et est distante de 2 mil. de la papille. De couleur jaune, par suite de pigmentation d'un certain élément dans ce point, elle présente au centre un point aminci, appelé fossette naviculaire. Quant à la plicature signalée à ce niveau, elle est le résultat d'une altération cadavérique.

Les cellules, très-abondantes dans ce point, sont serrées les unes contre les autres et en contact immédiat avec la membrane limitante. Les fibres nerveuses viennent se perdre en s'épuisant dans les cellules mêmes. La couche granuleuse interne n'existe pas dans la fossette centrale. Les bâtonnets font complétement défaut. Ils sont remplacés par des cônes très-serrés et plus étroits que dans les autres régions. Les fibres de Muller présentent une direction très-oblique qui les rend presque parallèles à la macula autour de laquelle elles rayonnent.

*Vaisseaux.* — L'artère centrale de la rétine dont les ramifications se distribuent à la rétine vient de l'ophthalmique. Elle pénètre dans le nerf optique à $0^m10$ ou $0^m12$, de la sclérotique entre les deux tuniques de ce nerf auquel elle fournit des ramuscules ; puis s'engage plus profondément pour entrer dans l'œil par le centre de la papille. A ce niveau elle se divise en plusieurs branches divergentes, le plus souvent en deux ou trois qui sont situées d'abord au-dessus de la limitante interne, puis entre les fibres optiques. De ces branches naissent des ramifications secondaires qui s'étendent dans la couche ganglionnaire jusqu'à l'ora serrata. Celles-ci à leur tour donnent naissance à un réseau de capillaires très-fins, à mailles très-larges qui est surtout développé dans la couche ganglionnaire interne et les fibres optiques.

Les vaisseaux présentent auteur de la macula une disposition particulière qu'il importe de signaler. Les vaisseaux arrivés à ce niveau formant une série d'arcs d'où partent des ramifications extrèmement fines, qui vont se répandre dans cette partie de la rétine.

D'après les recherches récentes de M. Leber il n'existerait pas de communication entre les vaisseaux de la rétine et ceux de la choroïde. Les veines naîtraient des capillaires, qui font suite aux dernières ramifications artérielles, pour former deux branches importantes; celles-ci pénètrent dans le nerf optique tantôt en se réunissant, il n'existe alors qu'une seule veine; tantôt, et c'est le cas le plus fréquent, séparément pour aller se jeter dans la veine ophthalmique qui elle-même va se jeter en s'élargissant (sinus ophthalmique) dans le sinus caverneux.

## PATHOGÉNIE.

On entend par hémorrhagie l'extravasation du sang à travers *une ouverture* vasculaire. La théorie de la diapède se compte encore trop peu de faits et trop peu de partisans pour qu'elle puisse trouver une place dans la définition générale des hémorrhagies. La cause immédiate et nécessaire de toute hémorrhagie est la rupture d'un vaisseau sanguin. Mais si la lésion indispensable pour que le sang quitte le vaisseau qui le contient est toujours la même, nombreuses sont les conditions qui amènent cette solution de continuité.

En effet, pour que la circulation s'effectue normalement, trois éléments principaux doivent conserver leur intégrité, ce sont :

1° Le sang qui circule ;

2° Le vaisseau qui contient le liquide en circulation;

3° Le milieu ambiant, c'est-à-dire le tissu que le vaisseau traverse et qui sert d'appui extérieur à la paroi vasculaire.

Dans le système circulatoire en général, deux éléments

restent toujours les mêmes : le sang et le vaisseau. Un seul varie ; c'est le milieu ambiant dans lequel la paroi vasculaire trouve un soutien qui diffère avec la consistance de chacun des tissus de l'économie, soutien considérable dans l'os, par exemple, infiniment plus faible dans la pulpe cérébrale ou dans les membranes de l'œil.

Dans la rétine, nous retrouvons ces trois éléments primordiaux de la circulation.

Le *sang* qui, ici comme dans le reste du torrent circulatoire est soumis au moteur central, le cœur, et en outre à la circulation propre de la rétine, c'est-à-dire à l'influence des vaso-moteurs de cette membrane.

Le *vaisseau* dont la structure ne diffère en rien de ce qu'elle est dans le reste de l'appareil vasculaire sanguin, mais il affecte quelques dispositions anatomiques spéciales et un mode de distribution que nous avons vu être extrèmement favorable à la production des hémorrhagies rétiniennes.

Enfin, le *milieu extérieur* c'est-à-dire la *rétine* elle-même, membrane nerveuse, d'une délicatesse extrême, et qui ne saurait, même à l'état le plus parfait d'intégrité, apporter à la paroi vasculaire qu'un médiocre moyen d'appui et de protection. Le corps vitré doit aussi entrer en ligne de compte comme tissu ambiant, et il contribue pour une part au soutien que reçoivent les vaisseaux rétiniens, mais il est comme la rétine d'une consistance faible, d'une texture fragile et aussi comme elle et avec elle, il constitue pour le vaisseau un milieu extérieur peu résistant.

Or, chacune de ces trois parties peut subir des modifications accidentelles ou maladives qui préparent et provoquent les extravasations sanguines.

Il faut cependant reconnaître que les altérations isolées de l'une ou de l'autre sont très-rares et qu'elles se combinent presque toujours. C'est qu'en effet, le sang, par exemple, a des rapports si immédiats avec la nutrition des canaux vasculaires qui le contiennent et des organes auxquels il se distribue, que toute altération du liquide sanguin doit avoir un retentissement nécessaire et rapide sur la constitution de ces vaisseaux et de ces organes. De même, toute modification des parois vasculaires trouble fatalement l'échange endo-exosmotique qui s'opère à travers leur épaisseur entre le liquide nourricier et les tissus environnants, d'où résulte une altération secondaire de ceux-ci.

Il serait donc impossible de grouper d'une manière rigoureuse toutes les causes des hémorrhagies de la rétine dans l'un ou l'autre de ces trois chefs principaux; c'est seulement une prédominance de causalité qui se rattache à chaque maladie définie, soit du sang, soit du vaisseau, soit du tissu rétinien. Mais la circulation rétinienne n'est qu'un petit département limité dans toute la circulation générale, et les vaisseaux ainsi que le sang qui s'y distribuent restent sous la dépendance de l'appareil et de la fonction de circulation. Aussi toutes les causes morbides qui modifient soit le système vasculaire, soit le torrent circulatoire dans tout leur ensemble atteindront-elles cette partie limitée qui constitue la vascularisation de la rétine. On voit donc que les troubles circulatoires, les hémorrhagies par conséquent qui éclatent dans la membrane rétinienne, peuvent être sous la dépendance de toutes les causes générales qui frappent le sang ou le vaisseau. Cette simple vue fait pressentir combien seront nombreuses les hémorrhagies rétiniennes qui se rattacheront à cette étiologie.

D'un autre côté, les altérations de la rétine elle-même et du corps vitré peuvent aussi provoquer les extravasations sanguines; mais combien sont peu fréquentes et peu nombreuses les maladies de la membrane rétinienne comparativement aux affections qui retentissent sur le torrent sanguin ou sur le système vasculaire!

C'est assez indiquer que les hémorrhagies rétiniennes relèveront le plus souvent de causes générales et quelquefois seulement de causes locales.

I. L'intégrité du liquide sanguin est, avons-nous dit, une des conditions nécessaires de l'intégrité de la circulation rétinienne, car la nutrition normale du vaisseau et du tissu de l'organe en dépendent.

Or, le sang est soumis à une double classe d'altérations :

1° L'altération d'ordre mécanique, *c'est-à-dire la déviation de l'acte physique de sa circulation ;*

2° L'altération d'ordre chimique, *c'est-à-dire la modification de la structure intime du liquide sanguin.*

1° *Lésions mécaniques du sang.* — A l'état normal le sang emplit les vaisseaux et exerce sur les parois une pression déterminée et peu variable, qui n'atteint pas la résistance du conduit artériel et n'entrave pas ses propriétés d'élasticité, de contractilité; mais pathologiquement la force d'impulsion du cœur peut s'exagérer et augmenter. Ainsi la quantité de sang contenu dans les artères, d'où augmentation de tension artérielle. Ainsi agit l'hypertrophie non compensatrice du ventricule gauche. De même, une multitude de causes morbides ou accidentelles entravent la circulation en retour, d'où accumulation de sang dans l'extrémité périphérique du système respiratoire, c'est-à-dire dans les capillaires et les veinules, et par conséquent exagération de la tension dans les veines et possibilité d'hémorrhagie.

La suppression de la *vis à tergo*, par suite d'une embolie artérielle, la compression des troncs veineux de l'œil ou de la tête par des tumeurs intra ou extra-oculaires, la réplétion passive du système veineux général à la suite de lésions valvulaires du cœur, la suspension passagère de l'aspiration thoracique par la production de l'acte physiologique de l'effort, amènent souvent, en effet, des hémorrhagies veineuses.

Du reste, la structure délicate des veinules, leur paroi

mince, peu pourvue d'éléments musculaires, les écarts excessifs que peut atteindre la tension sanguine dans la veine, sont autant de conditions qui suffisent pour amener les ruptures veineuses par le seul fait d'altération mécanique du sang.

Au contraire, les artères et les artérioles offrent des parois résistantes, à la fois musculaires et élastiques; en outre, l'augmention de la tension artérielle n'est jamais extrême, aussi peut-on dire que la seule augmentation de pression du sang est impuissante à surmonter la résistance des parois artérielles. Lorsqu'une artère se rompt par ce fait mécanique, on peut assurer que cette cause accidentelle a agi sur un vaisseau dont la résistance avait été préalablement comprimée par une lésion de la paroi dont les éléments étaient altérés, ou par un affaiblissement général de l'organisme ou par une maladie du sang ayant diminué la force de contractilité du canal artériel.

On voit donc que, si les hémorrhagies veineuses de la rétine peuvent relever exclusivement d'une lésion mécanique du sang, les hémorrhagies artérielles au contraire tiennent plutôt à une altération chimique du liquide sanguin ou à une lésion de la paroi vasculaire.

2° *Lésions chimiques du sang.* — A cet ordre se rattache ce qu'on a appelé l'état de dissolution du sang qui s'observe souvent dans les fièvres graves, cette altération est matériellement caractérisée par la diminution de quantité de la fibrine, par la fluidité plus grande et la non-coagulation du sang extravasé; mais une paroi vasculaire saine ne saurait se laisser traverser par le sang même défibriné. Il faut qu'il s'y ajoute une lésion du vaisseau. Or, si l'on admet avec certains auteurs que le capillaire se nourrit de fibrine, que les artérioles sont trè-souvent dégénérées dans les états généraux graves, la fièvre typhoïde par exemple, alors cette double lésion du sang plus fluide et du vaisseau, *dé-*

*nourri* et moins résistant, expliquera parfaitement les hémorrhagies par les altérations chimiques du sang.

II. La paroi vasculaire doit aussi être saine pour que la circulation de l'organe rétinien reste intacte. Or, les artères et les capillaires présentent souvent des maladies organiques de leurs parois, maladies soit primitives, soit consécutives à une altération chimique du sang, qui compromettent leurs propriétés physiques et physiologiques, c'est-à-dire leur résistance, leur élasticité, leur contractilité et favorisent la solution de continuité. Tels sont l'altério-sclérose, l'anévrysme. Enfin le vaisseau artériel peut être rompu aussi par un traumatisme direct. Peut-être pourrait-on rattacher encore à une lésion du vaisseau, mais à une lésion simplement fonctionnelle, ces troubles vaso-moteurs qui amènent quelquefois des congestions suffisamment prononcées, pour produire une hémorrhagie. Au contraire les veines ne présentent que rarement des altérations organiques des parois et nous avons vu en outre que les ruptures qu'elles subissent, dépendent le plus souvent d'une exagération de la tension veineuse.

III. Enfin, le milieu ambiant, c'est-à-dire la rétine et le corps vitré ne sont que bien rarement le siége de lésions suffisantes pour produire à elles seules des hémorrhagies.

L'atrophie de la rétine, le ramollissement du corps vitré, l'iridectomie pratiquée dans le glaucome, qui diminue sensiblement la consistance des milieux de l'œil, peuvent devenir dans quelques cas la cause d'hémorrhagies rétiniennes.

## CLASSIFICATION.

D'après ce que nous venons de dire au chapitre de Patho-
génie, il nous est facile d'établir une classification à la fois
méthodique et complète des hémorrhagies rétiniennes.

Nous établissons donc naturellement trois grandes classes :

1° Hémorrhagie par altération du sang ;
2° Hémorrhagie par altération de la paroi du vaisseau ;
3° Hémorrhagie par altération de la rétine ou du corps
vitré.

Les altérations du sang sont mécaniques ou chimiques, et
comme ces dernières agissent surtout en altérant le vaisseau,
elles seront mieux placées dans les altérations de la paroi
consécutives à la lésion chimique du sang.

Les altérations de la paroi sont donc traumatiques ou organiques ; celles-ci sont primitives ou secondaires, à la suite
d'une lésion chimique du sang.

Les altérations du milieu externe, comprennent les altérations de la rétine et du corps vitré.

# Hémorrhagies rétiniennes

1° par altération du sang. . . . . . . . . . . . { A. Altération mécanique.
                                                  { B. Altération chimique.

2° par — du milieu extérieur.

3° par — de la paroi vasculaire.

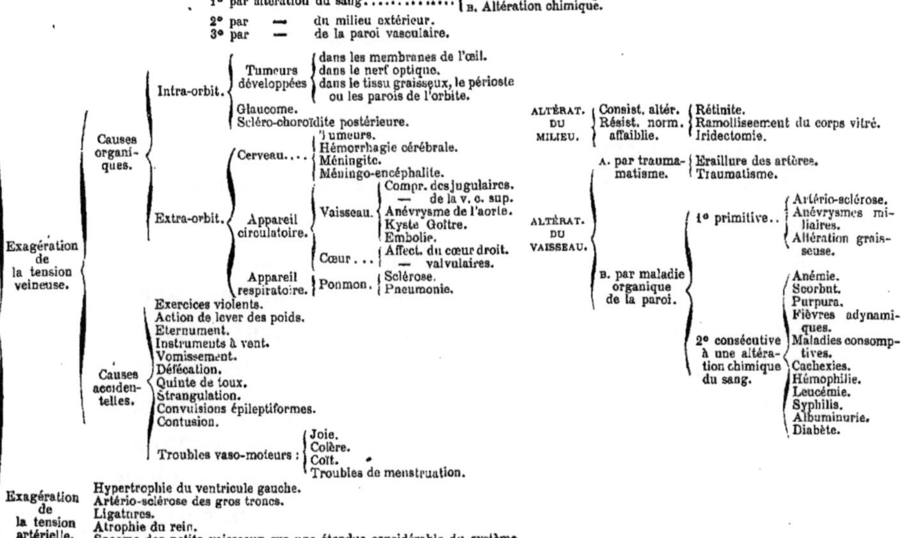

**ALTÉRATION MÉCANIQUE DU SANG.**

**Exagération de la tension veineuse.**

- **Causes organiques.**
  - **Intra-orbit.**
    - Tumeurs développées { dans les membranes de l'œil. / dans le nerf optique. / dans le tissu graisseux, le périoste ou les parois de l'orbite.
    - Glaucome.
    - Scléro-choroïdite postérieure.
  - **Extra-orbit.**
    - Cerveau.... { Tumeurs. / Hémorrhagie cérébrale. / Méningite. / Méningo-encéphalite.
    - Appareil circulatoire.
      - Vaisseau. { Compr. des jugulaires. / — de la v. c. sup. / Anévrysme de l'aorte. / Kyste Goître. / Embolie.
      - Cœur... { Affect. du cœur droit. / — valvulaires.
    - Appareil respiratoire.
      - Poumon. { Sclérose. / Pneumonie.
- **Causes accidentelles.**
  - Exercices violents.
  - Action de lever des poids.
  - Eternument.
  - Instruments à vent.
  - Vomissement.
  - Défécation.
  - Quinte de toux.
  - Strangulation.
  - Convulsions épileptiformes.
  - Contusion.
  - Troubles vaso-moteurs : { Joie. / Colère. / Coït. / Troubles de menstruation.

**Exagération de la tension artérielle.**

- Hypertrophie du ventricule gauche.
- Artério-sclérose des gros troncs.
- Ligatures.
- Atrophie du rein.
- Spasme des petits vaisseaux sur une étendue considérable du système

**ALTÉRAT. DU MILIEU.** { Consist. altér. / Résist. norm. affaiblie. } { Rétinite. / Ramollissement du corps vitré. / Iridectomie.

**ALTÉRAT. DU VAISSEAU.**

- A. par traumatisme. { Eraillure des artères. / Traumatisme.
- B. par maladie organique de la paroi.
  - 1° primitive.. { Artério-sclérose. / Anévrysmes miliaires. / Altération graisseuse.
  - 2° consécutive à une altération chimique du sang. { Anémie. / Scorbut. / Purpura. / Fièvres adynamiques. / Maladies consomptives. / Cachexies. / Hémophilie. / Leucémie. / Syphilis. / Albuminurie. / Diabète.

## ANATOMIE PATHOLOGIQUE ET SYMPTOMATOLOGIE.

Anatomie pathologique. — Les matériaux d'une étude anatomo-pathologique des hémorrhagies internes ont exclusivement leur source dans les recherches *post mortem*. C'est sur le cadavre seulement qu'on peut voir les détails de la lésion, découvrir le point où s'est faite la solution de continuité, constater la quantité de sang épanché et les désordres de voisinage provoqués par cette irruption. C'est ainsi que, sur un sujet qui a succombé à une hémorrhagie cérébrale, l'examen du cerveau nous apprend en quelle partie des centres encéphaliques le sang s'est épanché, quelles sont les dimensions du foyer, quelles modifications présentent les parties circonvoisines, enfin quelles transformations se sont produites dans ces différentes parties, lorsque la mort n'a que tardivement suivi l'apoplexie.

Au contraire, dans les hémorrhagies rétiniennes, il n'en est plus ainsi, et les moyens d'exploration dont on dispose permettent de faire de l'anatomie pathologique sur le vivant. La lésion tout entière est accessible aux yeux de l'observateur. Elle est en quelque sorte comparable à ces lésions externes qui résultent des traumatismes. Les caractères anatomiques peuvent être constatés sur le malade; il en résulte qu'ils acquièrent la valeur de symptômes et qu'ils entrent en ligne de compte dans l'étude de chaque cas en particulier. Aussi croyons-nous que les données anatomo-pathologiques seront beaucoup plus fécondes à la pratique si elles sont rattachées comme elles doivent l'être à la symptomatologie des hémorrhagies rétiniennes. Quant aux lésions élémentaires que le microscope révèle, elles ne diffèrent en rien ici de ce qu'elles sont dans les hémorrhagies des autres tissus, et par consé-

quent leur description trouverait mieux sa place dans l'anatomie pathologique des hémorrhagies en général.

SYMPTOMATOLOGIE.—La symptomatologie sera donc divisée
en deux parties.

La première, *ou symptomatologie générale*, embrassera les
symptômes fonctionnels ou subjectifs, et les symptômes anatomiques ou objectifs. Ces deux ordres de symptômes pour-
raient constituer une symptomatologie générale, car les troubles fonctionnels sont les mêmes dans toutes les hémorrhagies,
ainsi que les procédés d'exploration à l'aide desquels on les
constate ; de plus les symptômes objectifs ont bien des points
communs dans les différents cas, car ils ne sont à vrai dire
que l'anatomie pathologique de l'hémorrhagie rétinienne.
La symptomatologie générale comprendra donc l'étude des
symptômes fonctionnels, des moyens d'exploration et de
l'anatomie pathologique.

La seconde partie, ou *symptomatologie spéciale,* comprendra les formes cliniques des hémorrhagies rétiniennes, c'est-
à-dire les caractères particuliers par lesquelles se traduisent
les différentes maladies qui provoquent des épanchements
sanguins dans la rétine.

### SYMPTOMATOLOGIE GÉNÉRALE.

*Symptômes subjectifs.* — Ils offrent une importance moins
grande que les symptômes objectifs, parce qu'ils ne sont pas
toujours constants.

Tantôt la maladie débute subitement ; c'est le cas le plus
fréquent. Tantôt elle est précédée de symptômes, en général
de courte durée, qui passent inaperçus par l'ignorance ou
la négligence des malades.

Les prodromes, quand ils existent, se montrent quelque
temps ou seulement quelques heures avant l'attaque et se
traduisent par de la céphalagie plus ou moins intense, de la
somnolense, du vertige ; le malade accuse de la lourdeur de

l'œil et présente en outre de la photopsie, en un mot tous les symptômes de la congestion rétinienne.

Ces phénomènes précurseurs, comme nous l'avons déjà dit, manquent le plus souvent, et dans ces cas il se produit une invasion brusque de la maladie, qui est caractérisée par une perte plus ou moins complète de la vue. La malade voit aussitôt les objets colorés en rouge ou brun, et ce phénomène devient surtout manifeste lorsqu'il ferme l'œil sain.

Le début a lieu quelquefois pendant la nuit, et ce n'est qu'à son réveil que le malade s'aperçoit qu'un nuage plus ou moins épais, d'une coloration rougeâtre, ne lui permet plus de bien distinguer les objets qui l'environnent. Ce voile peut simplement n'enlever qu'une certaine netteté aux objets, mais dans quelques cas il peut être assez épais pour ne lui laisser que la perception du jour et de la nuit.

Deux symptômes caractérisent donc cette affection.

1° *L'obscurcissement de la vision ;*

2° *L'apparition d'un scotome devant l'œil affecté.*

Ces symptômes varient selon le siége et le volume de l'épanchement.

*Siége.* — Lorsque l'épanchement s'est produit dans les parties périphériques de la rétine, les symptômes fonctionnels sont peu accusés ; le malade aperçoit un scotome dont la forme représente celle de l'épanchement ; le scotome dissimule une partie de l'objet ; mais, comme la rétine reste intacte dans tous les autres points et surtout dans la macula lutea, la vision centrale persiste, et le malade peut encore lire.

Il n'en est pas de même lorsque l'épanchement se produit dans la macula ; alors la lecture n'est plus possible, le scotome se place au centre des objets, et le malade n'aperçoit plus que les parties excentriques.

Lorsqu'une hémorrhagie de la macula survient pendant la nuit, la fonction de l'autre œil restant intacte, il peut arriver que l'affection passe inaperçue pendant quelque temps ; cependant ces faits sont très-rares (Metaxas).

*Volume*. — Lorsque l'épanchement a envahi la plus grande partie de la surface rétinienne, la cécité est complète ; s'il n'existe que dans une moitié, il se produit une hémiopie : enfin, s'il est peu considérable, le champ visuel est simplement diminué, et le malade a constamment devant lui ou un nuage à travers lequel il peut distinguer les gros objets, ou bien un scotome qui lui en masque une partie.

Lorsque le sang épanché arrive dans le corps vitré, il se divise, forme des corpuscules flottants, et le malade voit alors des points ou des petits filaments noirs qui voltigent et se déplacent dans les différents mouvements de l'œil.

Si la rétine s'enflamme consécutivement, le malade éprouve tous les symptômes de la rétinite, mais ces cas sont rares, et le plus habituellement le malade n'accuse ni gêne ni douleur.

On a cru longtemps que le début brusque était le caractère essentiel de l'hémorrhagie rétinienne, mais ce signe n'est pas constant. L'épanchement peut se produire lentement. On a mentionné plusieurs cas de ce genre où la soudaineté avait fait complétement défaut. Cela s'observe dans l'hémorrhagie consécutive à une altération organique de la paroi du vaisseau.

*Apoplexie de la tache jaune*. — Nous croyons devoir signaler à part les hémorrhagies de la macula, à cause de l'importance de cette partie de la rétine dans la fonction visuelle et des perturbations fonctionnelles qui en résultent, dès qu'elle est le siége d'un trouble quelconque.

Mais avant, nous devons dire quel est le siége exact des hémorrhagies dans cette région.

Les épanchements ne siégent pas dans l'épaisseur de la macula, mais au devant d'elle. Ils sont en contact avec la membrane hyaloïde, derrière laquelle ils viennent s'étaler après avoir perforé la membrane limitante interne. Ils comblent ainsi la dépression cupuliforme que présente la fovea et affectent par conséquent un contour identique à celle-ci. Leur volume est en général considérable et cache entièrement les vaisseaux qui entourent la macula (Schweigger).

Située au pôle postérieur de l'œil, cette région est douée d'une extrême sensibilité. C'est par ce point que se fait la vision centrale; on comprend d'après cela que les mêmes épanchements rétiniens produisent dans la tache jaune des troubles fonctionnels bien plus considérables que dans les autres points de la rétine. En effet, un épanchement dans ce point se traduit toujours par l'abolition de la vision centrale. Si le malade fixe un objet avec l'œil atteint, il apercevra la périphérie, mais non le centre de l'objet, qui lui sera dissimulé par une tache noire. La vue est aussi compromise au point de rendre tout travail impossible.

Lorsque les hémorrhagies sont situées dans les autres points, il n'en est pas ainsi. Elles produisent des scotomes de dimensions variables, qui rétrécissent le champ visuel, mais la vision centrale persiste.

En dehors de ces troubles fonctionnels, il existe d'autres considérations qui augmentent la gravité de ces épanchements.

L'extrême délicatesse de la rétine dans ce point exagère le danger des altérations qui s'y produisent. Nous avons vu au chapitre d'anatomie qu'à ce niveau elle est beaucoup plus ténue, et par suite plus faible. En effet, certaines couches de la rétine n'existent pas dans ce point, d'autres passent en s'amincissant pour former la fossette centrale; mais on y trouve surtout les cônes en très-grande quantité; or, la lésion de ces éléments essentiels uara pour conséquence de compromettre la vue.

Là, dit M. Desmarres, un petit épanchement peut abolir

à jamais la vision. Cependant, il admet que le pronostic varie selon le mode d'invasion. Le danger est, dit-il, moins grave si la vision centrale ne s'est abolie que lentement, très-grave au contraire si la vision s'est abolie subitement. Nous croyons cette opinion vraie dans la majorité des cas; mais les exceptions ne sont pas rares. Nous avons eu la bonne fortune d'observer un cas de guérison à peu près complète (V. obs. IX). L'épanchement s'était produit rapidement, et malgré son volume relativement considérable, je l'ai vu se résorber peu à peu, et la vision se rétablir. La malade, à sa dernière visite, lisait le numéro 5 de Jæger. Ainsi la résorption, qui habituellement se fait dans cette région avec une lenteur extrême, par suite d'une vascularisation moins grande, s'est opérée assez vite chez notre malade.

*Procédés d'exploration.* — Pour reconnaître un épanchement, il faut avoir recours aux différents moyens d'exploration du fond de l'œil connus jusqu'à ce jour.

Ils sont au nombre de trois :

1° *Examen du champ visuel.* — Cet examen est très-utile ; il éclaire le médecin sur l'altération qui existe et lui permet en outre de déterminer d'une façon exacte et sa forme et le siége qu'elle occupe. L'ophthalmoscope seul permet de reconnaître la nature de l'affection.

Le champ visuel comprend tout l'espace dans lequel la vue est possible, sans que l'axe optique change de direction. Il y a plusieurs moyens de le déterminer :

Un malade intelligent peut lui-même se rendre compte des lacunes de son champ visuel; pour cela, il n'a qu'à se placer devant une glace dépolie, en ayant soin de bien fixer un point central qu'on détermine, et il dessine très-exactement les contours de la tache qui correspond à l'épanchement.

M. de Graefe a recours habituellement à un procédé très-simple. Il fait fixer par le malade un bouton de sa chemise,

puis, promenant la main dans différents sens, il arrive ainsi
à se rendre compte des lacunes qui existent par les points où
le malade ne voit plus sa main. Ce procédé est loin d'être ri-
goureux et donne seulement des indications sur le siége de
l'altération rétinienne ; pour juger en même temps de l'étendue, il faut avoir recours au procédé suivant :

On fait asseoir le malade à 50 centimètres environ d'un
tableau noir, bien éclairé, au centre duquel on a dessiné avec
la craie une petite croix. Le malade est placé en face, de façon
que l'axe antéro-postérieur soit perpendiculaire au milieu
du tableau ; puis on dit au malade de bien fixer cette croix,
après avoir fait fermer l'autre œil. Cela fait, on promène lentement un bâton de craie, du centre vers la périphérie du
tableau, d'abord en haut, en bas, en dedans, en dehors, en
ayant soin de s'arrêter et d'indiquer par un trait les points où
le malade ne distingue plus la craie. On détermine ainsi les
quatre points cardinaux, puis on recommence en suivant
cette fois des directions intermédiaires, tout en indiquant
les endroits où la craie cesse d'être vue par le malade. On
réunit tous ces traits par une même ligne, et on a d'une façon
assez exacte la détermination du champ visuel.

On peut se servir encore d'une feuille de papier blanc,
portant au centre une croix tracée à l'encre noire, et sur laquelle on promène un crayon ou une plume.

Ces moyens ne sont pas très-rigoureux, mais, dans l'im-
mense majorité des cas, cette délimitation approximative est
suffisante.

M. de Graefe parle de précautions à prendre afin d'éviter
des causes d'erreur à cet égard, il donne quelques indications
que nous reproduisons :

Il existe dans la mesure du champ visuel certaines asymé-
tries physiologiques dont il faut tenir compte.

Il importe de savoir que la présence de l'arcade sour-
cilière et surtout de la paupière supérieure fait que le champ

visuel est plus restreint en haut qu'en bas, de même que la saillie formée par le nez le rend moins étendu en dedans qu'en dehors. De plus, son étendue change selon l'intensité de l'éclairage. Il varie aussi selon l'éloignement du sujet mais bien peu, car on a soin de placer le malade à une distance du tableau qui est à peu près toujours la même, environ 50 centimètres.

Enfin on ne doit pas oublier qu'il existe normalement une lacune correspondante à la papille que l'on appelle le *punctum cæcum*.

L'image de la tache, par rapport à l'épanchement, se trouve toujours renversée. C'est-à-dire qu'elle apparaît au côté opposé au point où se trouve le foyer. Aussi, quand l'hémorrhagie est située dans la moitié supérieure de la rétine, la lacune correspondante apparaît dans la moitié inférieure; le contraire arrive lorsqu'il siége au-dessous de la papille, la tache s'observe en haut.

Quand il est en dedans, la lacune se montre du côté externe, etc.

Le champ visuel est très-variable ; il change selon le nombre, la grandeur et surtout le siége de l'épanchement. Quand il y a eu plusieurs petits foyers dans la rétine, on constate dans l'examen du champ visuel des lacunes correspondantes de forme variable, tantôt petites, disséminées, irrégulières, nombreuses; tantôt arrondies, plus volumineuses. On peut les dessiner, les isoler les unes des autres et par leur position sur le champ visuel, reconnaître dans quels points de la rétine les hémorrhagies se sont produites.

Lorsque l'épanchement occupe la macula, la vision centrale est abolie. Le champ visuel présente au centre une lacune en rapport avec l'étendue de l'épanchement et au niveau de laquelle le malade ne distingue plus la craie. Il ne reste que la vision excentrique et la craie est perçue dès qu'elle a franchi les limites de la macula.

En résumé, on peut dire que, dans l'affection qui nous occupe, le champ visuel se présente en général sous trois aspects différents.

Tantôt on constate une diminution de la moitié du champ visuel; tantôt on observe une ou plusieurs lacunes périphériques. Enfin, en troisième lieu, la lacune peut être centrale et tout le reste parfaitement sain.

2° *Phosphènes.* — Le troisième mode d'exploration consiste dans la recherche des phosphènes.

Le phosphène est cette apparition lumineuse que l'on détermine en pressant sur la sclérotique. Ils sont très-utiles dans le cas qui nous occupe et peuvent rendre de très-grands services, car ils nous permettent de localiser les altérations de la rétine.

M. Serres (d'Uzès) a le premier présenté, dans un mémoire fort remarquable, une étude minutieuse de ces symptômes physiologiques.

Il existe quatre phosphènes connus sous le nom de frontal, temporal, jugal, nasal.

Voici le moyen employé pour les faire naître.

Le sujet étant placé dans une salle obscure ou très-faiblement éclairée, on lui dit de fermer les yeux, comme dans l'attitude du sommeil; les paupières doivent être très-relâchées. On prend un corps arrondi, peu volumineux, le bout arrondi d'un porte-plume, et on comprime doucement avec l'extrémité mousse de ce corps le globe de l'œil au niveau des muscles droits, chaque pression provoque une image lumineuse, dont la forme varie avec le corps compresseur qui la détermine.

L'absence d'un phosphène indique dans ce point la présence d'une altération qui rend la rétine insensible. — Ils peuvent être simplement affaiblis.

Ce mode d'exploration rend surtout de signalés services quand les milieux ne sont plus transparents ou qu'un obstacle quelconque ne laisse plus passer les rayons lumineux, comme une atrésie de la pupille ou une opacité du cristallin. Il permet de s'assurer si la rétine est sensible ; mais, dans ces cas, l'examen au moyen d'une bougie est préférable. On obtient par ce procédé le degré de sensibilité de la rétine, tandis que les phosphènes indiquent seulement si la sensibilité persite ou est abolie. Lorsque la sensibilité est diminuée, il se produit, il est vrai, des images subjectives plus faibles; mais le malade ne pourra qu'imparfaitement apprécier et rendre compte de cette différence qui existe dans la sensation lumineuse.

Les phosphènes sont en général conservés dans les épanchements rétiniens, à moins que ceux-ci ne soient considérables et n'aient désorganisé les couches externes de la rétine ; au contraire on les trouve conservés quand les apoplexies sont petites, même moyennes, et qu'elles sont placées dans la couche antérieure de la rétine, laissant dans l'intégrité la plus parfaite celle des bâtonnets et des cônes.

Le segment postérieur est principalement le siége des hémorrhagies. Or il peut arriver qu'un épanchement ne se traduise pas par la disparition d'un phosphène lorsqu'il siége en un point tel de la rétine qu'il est impossible d'atteindre et de comprimer le point correspondant de la sclérotique.

*Symptômes objectifs*. — Au simple examen du globe oculaire, on ne trouve pas de signes extérieurs qui puissent faire reconnaître la cause de ce trouble fonctionnel dont se plaint le malade. Il n'y a rien d'anormal dans les membranes externes. La cornée est transparente, la conjonctive normale, l'iris conserve sa coloration, et la pupille sa contractilité.

L'absence de signes à l'œil nu fait que tous les symptômes objectifs se réduisent aux signes fournis par l'examen ophthalmoscopique.

Au début, si les milieux sont restés transparents, ce qui a lieu le plus souvent, on arrive bien vite sur les membranes profondes. On aperçoit sur le fond de l'œil une ou plusieurs taches d'un rouge vif, qui ne sont autre chose que des épanchements de sang.

L'examen ophthalmoscopique est indispensable, comme nous l'avons dit plus haut; il nous permet de reconnaître la nature de l'affection qui nous occupe, tandis que l'examen du champ visuel indique seulement l'existence d'une altération de la sensibilité visuelle.

Pour traiter avec méthode les caractères de ces épanchements, nous parlerons d'abord du nombre, du volume, de la forme, de la coloration et du siége, après quoi nous indiquerons les modifications que peuvent présenter la papille et les vaisseaux.

*Nombre.* — Il peut n'exister qu'un seul foyer hémorrhagique, ou bien un plus ou moins grand nombre de taches disséminées formant de petites points séparés les uns des autres, et présentant un aspect sablé (Follin).

*Volume.* — Les petits îlots qui sont le produit d'une apoplexie capillaire arrivent quelquefois, en se réunissant, à former une grande tache couvrant une partie de la rétine. On comprend très-bien qu'entre ces deux formes, le sablé hémorrhagique de Follin et un vaste épanchement, on observe tous les intermédiaires. — Les hémorrhagies moyennes disséminées sont celles que l'on observe le plus fréquemment.

*Forme.* — La forme est tantôt arrondie, tantôt irrégulière, striée. Elle peut être triangulaire; c'est la forme qu'affectent en général les épanchements de moyenne dimension; M. Desmarres l'explique en disant que cette hémorrhagie siége au niveau d'une bifurcation de vaisseau parce que la gêne de la circulation est toujours plus grande en ce point. Au niveau de la papille et dans les parties environnantes, où les capillaires

sont très-nombreux, les épanchements ont un aspect strié :
cela tient à la présence de globules sanguins isolés qui se
déposent par rang entre les faisceaux des fibres du nerf
optique, ce qui augmente considérablement l'apparence
rayée de la rétine. Au contraire, le sang extravasé en gros-
ses taches arrondies d'un rouge foncé s'observe de préférence
tout près des principales branches vasculaires, et il est placé
en partie sur le vaisseau, en partie sur les côtes.

*Coloration.* — Les hémorrhagies présentent une coloration
d'un rouge plus ou moins accusé, et cette coloration peut
persister pendant un temps assez long. En général, la coloration change peu à peu, à mesure que le sang épanché subit
son évolution régressive, et la tache moins foncée prend une
teinte jaunâtre, et finalement devient grisâtre.

Le degré de pigmentation de la choroïde, le siége, et le
volume de l'épanchement peuvent faire varier sa coloration.

Celle-ci est d'autant plus marquée que la choroïde est
moins pigmentée.

Lorsque l'épanchement s'est produit dans les couches profondes, il est d'un rouge moins vif ; l'infiltration qui l'accompagne lui donne une teinte légèrement grisâtre.

Dans les fortes hémorrhagies, la teinte n'est pas uniforme,
le centre paraît plus sombre que la périphérie. — La coloration varie encore au fur et à mesure qu'on s'éloigne du
début et elle diffère surtout selon que l'hémorrhagie est artérielle ou veineuse. Les hémorrhagies artérielles sont striées
d'une coloration d'un rouge vif, et celles qui proviennent des
veines, au contraire, sont étalées de couleur rouge-brunâtre.
Comme la rétine reste normale dans les autres points, les
taches paraissent toujours bien limités.

*Siége de l'épanchement dans ses rapports avec l'œil.* — Le
siége le plus ordinaire est le segment postérieur, et on les
observe plus souvent peut-être dans la moitié de rétine qui
est placée au-dessous de la papille. Elles sont assez fréquentes

au niveau de la macula, probablement à cause de la structure plus délicate de la rétine dans ce point.

Enfin on les observe plus rarement au niveau de la papille. L'épanchement peut être dans la rétine et s'étendre sur une partie de la papille, ou bien il peut recouvrir complétement la papille dont on ne reconnaît la place que par la direction des vaisseaux qui convergent tous vers ce point.

Quelquefois, l'épanchement au niveau de la papille décolle la limitante et l'hyaloïde, et forme une poche plus ou moins volumineuse dont le pédicule correspond à la papille et la portion globuleuse située dans le corps vitré dépasse plus ou moins les bords de la papille et se présente sous la forme d'un sac à teinte variable, selon que le sang est ou n'est pas résorbé ; ce sac présente une certaine mobilité que l'on constate très-bien à l'ophthalmoscope. J'en ai vu un cas fort remarquable il y deux ans à la Clinique; comme l'hémorrhagie avait eu lieu déjà depuis quelque temps, l'épanchement était résorbé, mais on voyait au-dessous de la papille (image renversée) une masse grisâtre mobile, en forme de sac, au point où l'épanchement s'était produit. J'ai eu l'occasion d'observer un deuxième épanchement ayant cette forme chez la malade qui, à la suite d'une chute, a présenté des hémorrhagies rétiniennes multiples (voy. obs. V).

Quand l'épanchement recouvre seulement la papille, il n'y a pas de trouble de la vue, car on sait que la papille correspond au *punctum cæcum.*

*Epanchement dans ses rapports avec les vaisseaux.* — Les hémorrhagies sont toujours situées le long des vaisseaux et sur le même plan que ceux-ci, cependant quelquefois elles les recouvrent en partie.

*Épanchement dans ses rapports avec les différentes couches.* — Dans les épanchements de moyenne dimension, le sang reste dans les couches antérieures; ceux qui sont considérables se portent dans les couches externes, les désorganisent et quelquefois même les perforent pour former des épanchements sous-rétiniens. Il est plus rare de voir l'épanchement se porter en avant, traverser la limitante interne et même l'hyaloïde et faire irruption dans le corps vitré où il révèle sa présence par l'apparition soudaine d'opacités floconneuses.

Il importe de signaler les caractères spéciaux aux épanchements qui restent limités dans certaines couches. Dans la couche moyenne ou ganglionnaire, ils se présentent sous la forme d'une tache arrondie non striée. Dans la couche des fibres nerveuses, autour de la papille, elles sont plus allongées, affectent une forme oblongue et, de plus, si on les examine à un fort grossissement, elles paraissent striées, radiées.

Le contour de la papille n'est nullement accusé ; il est légèrement rougeâtre et présente une fine rayure se dirigeant à la manière de rayons du centre à la circonférence.

Les vaisseaux présentent quelques modifications. Les veines sont volumineuses, turgescentes, plus ou moins variqueuses. Les artères minces, pâles, sont peu visibles, phénomène qui serait dû non à la diminution du calibre des artères, mais bien à la coloration rouge de la trame de la rétine qui augmente son apparence rayée (Liebreich).

SYMPTOMATOLOGIE SPÉCIALE.

*Exagération de la tension veineuse.*

*Tumeurs intra-orbitaires.* — Toutes les tumeurs développées dans la cavité orbitaire peuvent en gênant la circulation déterminer au niveau de la papille des phénomènes de congestion passive qui s'accompagnent toujours d'hémorrhagies multiples. Nous allons voir, en parlant un peu plus

loin des tumeurs cérébrales, comment ces épanchements se
produisent. Le mécanisme est le même et les altérations sont
identiques ; peut-être même ces dernières sont-elles plus
marquées lorsque la tumeur siége dans la cavité crânienne.
Les tumeurs intra-orbitaires sont assez nombreuses, mais
elles produisent rarement des phénomènes compressifs assez
intenses pour déterminer des hémorrhagies.

*Glaucome.* — Le glaucome ou mieux encore toutes les affections qui s'accompagnent d'une tension intra-oculaire exagérée et que pour cette raison on a appelées glaucomateuses,
doivent être considérées comme une cause assez fréquente
d'hémorrhagies rétiniennes. Ici l'exagération de la tension
veineuse résulte d'un obstacle mécanique à la circulation profonde de l'œil.

La tension intra-oculaire anormale qui caractérise ces affections exerce sur les veines au niveau de leur sortie de l'œil
une compression qui varie selon son degré d'exagération,
mais surtout selon son mode d'invasion. Dès qu'elle s'exerce,
les veines se dilatent, deviennent larges, flexueuses, bientôt
apparaît le phénomène du pouls artériel qui n'existe
pas normalement, mais que l'on peut produire en exerçant
une pression un peu forte sur le globe oculaire. Le volume
des vaisseaux augmente en même temps que la tension oculaire. Enfin, si celle-ci devient trop forte et surtout arrive
brusquement, la circulation veineuse est enrayée, le sang ne
pouvant plus s'écouler librement, les vaisseaux se distendent,
se rompent, et le sang s'échappe au dehors. Tel est le mécanisme par lequel se produisent les hémorrhagies rétiniennes.

Dans quelles formes de glaucome s'observent-elles principalement et à quel moment?

Les hémorrhagies sont très-rares dans la forme chronique
simple dont le symptôme caractéristique est l'excavation.

Dans cette forme, en effet, elles sont presque impossibles, parce que la tension intra-oculaire augmente peu à peu et n'est jamais arrivée à un degré assez fort pour produire l'hémorrhagie avant l'atrophie de la rétine. Cette atrophie résulte d'une nutrition incomplète causée par l'extravasation considérable de la papille, mais surtout de la compression de la rétine par la pression intra-oculaire contre la sclérotique inextensible, d'où écrasement des éléments ganglionnaires qui manquent toujours dans les pièces pathologiques du glaucome.

On les observe bien plus fréquemment dans la forme subaiguë. En effet, nous voyons se produire dans ce cas une augmentation plus grande et plus rapide de la tension. Les veines distendues éclatent, et le sang se répand au dehors.

Dans les cas très-aigus (glaucome foudroyant), la tension intra-oculaire est extrême et détermine des hémorrhagies bien plus considérables qui sont dues souvent à une rupture des vaisseaux choroïdiens. Pour cette raison, nous croyons les hémorrhagies rétiniennes plus rares dans cette dernière forme que dans la précédente.

Ces hémorrhagies se produisent donc au moment où l'exagération de la tension intra-oculaire est la plus marquée, pendant les accès. Or, à ce moment, l'examen du fond de l'œil n'est pas possible, à cause du trouble des milieux de l'œil ; mais si on examine pendant une période de rémission dès que les milieux sont redevenus à peu près transparents, on voit dans le segment postérieur de l'œil un nombre variable d'ecchymoses. Elles sont situées à la jonction des gros troncs *veineux*. Elles siégent dans les couches moyennes ou ganglionnaires, et présentent une forme arrondie qui les distingue des hémorrhagies striées qui se trouvent dans la couche des fibres optiques.

*Scléro-choroïdite postérieure.* — Citons encore la scléro-

choroïdite postérieure. Il importe de distinguer le staphylôme postérieur, qui constitue un état stationnaire, et pour
certains ophthalmologistes, toujours congénital, de la scléro-
choroïdite postérieure, qui est une maladie inflammatoire et
progressive.

Celle-ci appartient à la classe des affections hydrophthalmiques glaucomateuses et, par conséquent, provoque une
augmentation de la pression intra-oculaire. Elle s'observe
dans la myopie progressive.

Notre intention n'est pas de décrire cette maladie, nous
voulons simplement dire qu'elle s'accompagne quelquefois
d'hémorrhagies dans la rétine. Elles sont assez rares ; quand
elles surviennent, on les observe à la périphérie de la lésion,
non loin de ses bords. Elles sont petites et en assez grand
nombre ; mais l'exagération de la tension veineuse n'agit
pas seule. La rétine, au voisinage de la scléro-choroïdite,
subit certaines modifications, sa consistance diminue dans ce
point, et cette altération favorise singulièrement la production
d'hémorrhagies.

CERVEAU.

Les affections cérébrales peuvent donner lieu à des troubles variables du fond de l'œil, troubles qui ne sont bien
connus que depuis la découverte de l'ophthalmoscope. Auparavant, toute amaurose survenant dans le cours d'une
affection cérébrale paralytique était mise sur le compte d'une
paralysie du nerf optique.

En décrivant les différentes modifications du fond de l'œil,
nous dirons par quel mécanisme elles se produisent, et ne
même temps, nous appuyant sur les données les plus récentes,
à quelle affection cérébrale se rattache chaque affection oculaire ; malheureusement cette question, d'une très-grande
importance, présente souvent des difficultés qui rendent le
diagnostic très-difficile.

Il existe une relation manifeste entre les altérations du cerveau et celles de l'œil. Du reste, l'œil se continue avec l'encéphale si bien, qu'on a considéré l'organe de la vue comme une expansion du cerveau projetée au dehors. Il y a une grande analogie de structure. On a dit que la dure-mère correspondait à la sclérotique et à la cornée, la pie-mère à la choroïde, la substance nerveuse à la rétine et le liquide intra-crânien aux milieux de l'œil. Enfin, une découverte récente semble justifier cette opinion d'Arnold. On a reconnu qu'il existait entre la choroïde et la sclérotique une membrane séreuse qui correspondrait à l'arachnoïde (Schwalbe).

De plus, nous avons vu au chapitre d'Anatomie que le sang veineux qui vient de l'œil va se déverser dans les sinus caverneux; par suite, toute altération du cerveau produisant une gêne de la circulation intra-crânienne, aura un ralentissement dans la circulation intra-oculaire. Aussi, voyons-nous la plus grande partie des lésions cérébrales se traduire par des modifications du fond de l'œil.

De même que l'examen du fond de l'œil peut souvent mettre sur la voie d'une affection générale ou cardiaque, nous croyons aussi qu'il est possible, en présence de certaines modifications survenues dans les membranes oculaires, de confirmer quelques affections cérébrales. Nous n'admettons pas, avec M. Bouchut, qu'un trouble léger puisse suffire pour reconnaître une affection cérébrale. Il nous semble bien difficile, en effet, de porter un diagnostic en se basant sur une modification légère s'il n'existe pas déjà des symptômes généraux capables d'éclairer le médecin sur la maladie soupçonnée.

Cependant, les lésions oculaires peuvent être dans bien des cas d'un grand secours pour asseoir le diagnostic. Lorsqu'un malade présente des symptômes nerveux, l'examen du fond de l'œil fait reconnaître s'il existe ou non une lésion matérielle de la substance cérébrale. La présence d'altérations du fond de l'œil implique une lésion organique de l'encéphale.

L'altération peut aussi reconnaître pour cause une tumeur intra-orbitaire, mais dans ce cas il n'existe pas de symptômes généraux.

M. de Graefe (1) a le premier fait voir la relation qui existe entre les maladies cérébrales et les maladies oculaires. Ces différentes maladies du fond de l'œil s'accompagnent souvent d'hémorrhagies.

Nous diviserons les maladies cérébrales qui déterminent des troubles oculaires en deux groupes :

Le premier comprendra celles qui retentissent sur l'œil par la congestion passive qu'elles provoquent, telles que les *tumeurs*, *l'hémorrhagie cérébrale*.

Le second comprendra les *maladies inflammatoires du cerveau et de ses enveloppes*. Les troubles consécutifs à ces dernières résultent de la propagation de l'inflammation à travers le nerf optique jusqu'à la rétine.

A. *Tumeurs.* — Premier groupe. Les tumeurs cérébrales agissent toujours par compression et leur retentissement sur l'œil porte des traces différentes selon que cet acte mécanique porte sur les troncs vasculaires du globe de l'œil ou sur la substance nerveuse : car, dans le premier cas, il amène des hémorrhagies rétiniennes ; dans le second, il provoque soit une inflammation de voisinage, qui se propage jusqu'aux couches rétiniennes, soit une atrophie du nerf optique et de la rétine, lorsque les tubercules quadrijumeaux ou la bandelette optique, le chiasma ou les nerfs optiques eux-mêmes sont atteints.

Le premier mode d'action, qui touche seul à notre sujet, est de beaucoup le plus fréquent.

La compression vasculaire détermine une maladie du fond de l'œil, s'accompagnant de symptômes bien définis. Cette

(1) Arch. f. Ophthalm. Vol. VII, 2, p. 58, 1866.

affection, appelée *neuro-rétinite*, caractérisée par une inflammation de la papille et de la rétine environnante, diffère de la *névrite descendante*, dont nous parlerons plus loin, en ce que, dans celle-ci, le nerf est altéré dans toute sa longueur, tandis que, dans la neuro-rétinite, le nerf optique lui-même est intact. L'affection s'étend seulement dans cette portion, qui se trouve en dedans de la lame criblée.

Le point de départ de cette neuro-rétinite réside dans la compression exercée par la tumeur, d'où exagération de la pression intra-crânienne et gêne de la circulation. Le sang qui vient de l'œil par la veine ophthalmique ne pouvant pénétrer librement dans le sinus caverneux, il se produit une stase dans les veines rétiniennes qui augmentent de volume en même temps qu'elles deviennent flexueuses. Une transsudation séreuse abondante s'opère autour de la papille, qui se tuméfie et devient proéminente. L'hyperplasie du tissu cellulaire placé autour des fibres nerveuses et de la membrane adventice des vaisseaux détermine, au niveau de l'anneau sclérotical, un véritable étranglement. Il apparaît alors une série de petites ecchymoses qui ont l'aspect strié.

Le gonflement, d'une part, et les hémorrhagies qui accompagnent cette hyperémie mécanique, en agissant comme causes locales irritantes, peuvent expliquer les phénomènes inflammatoires que l'on observe. Des hémorrhagies se produisent toujours, mais souvent elles sont trop petites pour être vues. Il n'est donc pas surprenant que ces petits épanchements produisent une irritation dans les points environnants. Ne voit-on pas, du reste, le même phénomène se passer dans le cerveau, à la suite d'une hémorrhagie?

*Symptômes*. — La papille a perdu sa transparence. Elle présente une teinte d'un rouge violacé très-intense, proéminente, caractère surtout manifeste par l'ophthalmoscope de M. Giraud-Teulon. Les contours sont effacés par la transsudation séreuse qui donne à la rétine, autour de la papille, un aspect grisâtre. Les artères sont petites, mais les veines sont plus larges, tortueuses. Des apoplexies striées apparaissent autour de la papille, le long des vaisseaux distendus; elles siègent dans la couche supérieure des fibres nerveuses. A la deuxième période, tous ces symptômes diminuent, la papille est moins proéminente, l'œdème disparaît, les vaisseaux présentent un volume moins considérable. Enfin, la papille perd sa coloration rouge pour prendre une teinte blanchâtre qui augmente en même temps que l'atrophie de la papille s'accentue; mais elle ne devient jamais excavée.

Quant à l'inflammation de la rétine par propagation d'une encéphalo-méningite due à la compression par une tumeur, son histoire est de tout point celle de la névrite descendante qui accompagne les phlegmasies du cerveau et des méninges, et elle sera décrite un peu plus bas.

B. *Hémorrhagie cérébrale.* — Des lésions oculaires s'accompagnant d'épanchements de sang dans la rétine s'observent aussi dans l'hémorrhagie cérébrale; mais elles sont moins prononcées et surtout moins fréquentes qu'à la suite des tumeurs cérébrales. Elles sont subordonnées à la dimension de l'épanchement intra-crânien : quand celui-ci est peu considérable, on n'observe qu'une congestion plus ou moins marquée du fond de l'œil; si au contraire l'épanchement est volumineux, il se produit, d'après le mécanisme que nous avons indiqué plus haut, une congestion passive considérable, qui provoque des hémorrhagies veineuses dans la rétine.

Les troubles oculaires correspondent toujours à l'hémisphère cérébral qui est le siége de l'épanchement. Les fibres nerveuses qui partent de la partie frappée s'entre croisent au bulbe et amènent des phénomènes paralytiques dans le côté du corps opposé à celui où siége la lésion cérébrale; au contraire, les vaisseaux sanguins, qui sont comprimés par le foyer apoplectique, se distribuent au côté correspondant du crâne, et par conséquent à l'œil du même côté.

Si les hémorrhagies rétiniennes étaient constantes, elles seraient d'un grand secours pour le diagnostic, quelquefois très-difficile, de l'hémorrhagie cérébrale avec le ramollissement aigu. La présence de ce symptôme permet d'éliminer l'idée d'un ramollissement. Dans cette dernière affection, en effet, il se produit une modification très-légère de la pression intra-crânienne, et, par suite, une gène peu accusée de la circulation du cerveau et des sinus.

Le second groupe, avons-nous dit, comprend les maladies inflammatoires du cerveau et de ses enveloppes, c'est-à-dire *la méningite et la méningo-encéphalite.*

Ces affections produisent des altérations oculaires présentant une grande analogie avec celles qui reconnaissent pour cause une tumeur cérébrale, quoique le mécanisme en soit différent. A la suite d'une tumeur cérébrale, les accidents inflammatoires du fond de l'œil reconnaissent pour point de départ une hyperémie mécanique, et sont simplement limités à la papille et à la portion de rétine environnante.

La cause qui produit cette hyperémie mécanique n'existe plus dans ces maladies ; aussi est-ce à un autre mécanisme que l'on doit rattacher les lésions oculaires qui les accompagnent. Alors, les altérations sont dues à la propagation de l'inflammation cérébrale le long du nerf optique jusqu'à la papille et à la rétine.

Elles constituent une affection distincte de la neuro-rétinite, que M. de Graefe, qui le premier l'a mentionnée, a appelée *névrite descendante.* Cette seconde forme diffère de la précédente par l'étendue de l'altération qui atteint le nerf optique dans toute sa longueur, et aussi par un ensemble de symptômes moins accusés.

Les veines sont élargies, tortueuses ; les artères plus petites.

La papille est d'un gris rougeâtre, tuméfiée ; mais elle ne présente pas ce gonflement énorme ni cette teinte rouge très-accusée que l'on observe dans la neuro-rétinite. L'œdème péripapillaire est plus étendu et se propage dans les différentes couches de la rétine. De petites ecchymoses striées apparaissent autour de la papille. Celles-ci étaient très-manifestes dans l'observation que nous rapportons.

Le diagnostic, en général assez facile dans les premiers temps de la maladie, présente souvent de grandes difficultés à une période assez avancée, parce que, alors, les signes de ces deux formes se confondent et marchent vers une même terminaison, la dégénérescence atrophique de la papille.

## OBSERVATION I.

Mlle F..., âgée de 35 ans, d'une bonne santé habituelle, a été prise, dans les premiers jours du mois d'août, de violents maux de tête. Cette céphalalgie a persisté avec la même violence pendant un mois. Elle a diminué, mais de temps en temps il se manifeste quelques exacerbations qui s'accompagnent assez souvent de vomissements. Les vomissements n'ont apparu qu'au commencement d'octobre. Depuis cette époque, elle a été prise parfois d'étourdissements ; sa face est très-injectée. La menstruation, devenue irrégulière et moins abondante dans les premiers temps, a cessé au mois de janvier. On a fait, pour rétablir les menstrues, une application de six sangsues aux aines, mais sans succès ; elles n'ont reparu que le 5 avril. En même temps, constipation opiniâtre nécessitant un emploi continuel de purgatifs ou de lavements pour aller à la garde-robe.

La malade accuse enfin des troubles considérables de la vue, dont le début remonte au commencement d'octobre. Les deux yeux ont été pris en même temps. Le trouble a augmenté progressivement jusqu'à la fin de janvier, époque où la vision a été complétement abolie. Depuis lors, pas d'amélioration. On constate en effet une absence complète de toute perception quantitative de lumière ; les pupilles sont un peu dilatées, les milieux transparents ; la papille est d'un gris rougeâtre, tuméfiée, mais sans être très-proéminente. La rétine est opaque tout autour de la papille par suite de la transsudation séreuse qui s'est faite dans ce point ; on aperçoit à ce niveau quelques ecchymoses striées très-petites ; les artères sont petites, pâles ; les veines, au contraire, sont volumineuses, distendues, flexueuses. — Prescription. Ventouses Heurteloup aux deux tempes ; purgatifs ; bains de pieds sinapisés.

## Appareil circulatoire.

Vaisseau. — La compression exercée sur certains vaisseaux en s'opposant au retour du sang peut donner lieu à des hémorrhagies. C'est ce que l'on observe à la suite de la compression des jugulaires, de la veine cave supérieure et des oreillettes droites, par l'anévrysme de l'aorte. Dans tous ces cas le sang veineux qui vient de la partie supérieure du corps ne pouvant s'écouler librement, les veines jugulaires augmentent de volume. Toutes les veines de la face se gonflent peu à peu, le dégorgement des veines cérébrales devient très-difficile et par suite la circulation se ralentit peu à peu dans les sinus. Or, nous avons vu à propos des affections cérébrales, qu'une gène dans la circulation des sinus retentit aussitôt sur la circulation de l'œil. Aussi voit-on les veines rétiniennes qui deviennent plus larges, tortueuses, et si la compression devient considérable elle peut produire une augmentation assez grande de la tension veineuse pour déterminer une rupture.

*Embolie de l'artère centrale de la rétine.* — L'embolie, qui est une cause assez fréquente d'amaurose subite peut aussi quelquefois s'accompagner d'hémorrhagies rétiniennes, par le fait de l'augmentation de la tension veineuse qu'amène la suppression brusque de la vis à tergo.

Legroux, le premier, puis Virchow, en 1856, ont fait voir qu'il pouvait se produire une occlusion des vaisseaux par des bouchons ou embolies venus d'un point plus ou moins éloigné du système artériel.

Cette idée émise, il a été facile de reconnaître que l'amaurose, autrefois appelée pyohémique ou anémique, se produisait par ce mécanisme. C'est M. de Graefe, le premier, qui a reconnu sur le vivant l'embolie de l'artère centrale de la rétine. L'autopsie faite quelque temps après est venue confirmer le diagnostic. Depuis lors il a été publié quelques observations. J'ai eu la bonne fortune d'en voir deux cas. Mon maître M. Sichel va en outre publier un cas fort remarquable qu'il a observé avec M. Maurice Raynaud, le second qui existe, où l'examen anatomique a pu être fait et cet examen a confirmé le diagnostic. On voit parfaitement dans quelques préparations très-belles la lumière du vaisseau bouché par un caillot, placé à 7 millimètres de la lame criblée.

Les hémorrhagies dans ce cas nè sont pas fréquentes, mais elles ont été signalées par quelques observateurs.

La maladie, quoique rare, est aujourd'hui bien connue. Les signes tirés de l'examen du fond de l'œil sont assez caractéristiques pour qu'il soit facile de la reconnaître. Du reste, le mode d'apparition donne déjà de grandes présomptions. En effet, la maladie se présente toujours brusquement ; il survient tout d'un coup un trouble de la vue qui, en quelques minutes est suivi d'une cécité complète.

La vue quelquefois se rétablit dans une portion excentrique du champ visuel, mais cette amélioration n'est pas de longue durée et la vision ne tarde pas à disparaître complétement, bien que le malade n'a plus la sensation de la lumière et les phosphènes font absolument défaut.

L'examen opthalmoscopique permet toujours de reconnaître la cause de cette cécité absolue. Les milieux réfringents sont transparents et permettent de bien voir le fond de l'œil. La papille d'abord normale ne tarde pas à devenir pâle, décolorée. Les artères sont plus petites, moins accusées, exsangues, se présentent sous la forme de filaments ténus, quelquefois d'un blanc éclatant (Voyez obs. III). Les veines vont en s'élargissant, vers la périphérie. Elles présentent des inégalités de diamètre qui sont dues au ralentissement et à la suspension de la circulation dans les veines. Certains points amincis sont moins apparents, d'autres au contraire sont plus dilatés et distendus par des caillots épais. Il peut y avoir quelques ruptures, les ecchymoses se montrent alors le long des vaisseaux, mais on peut aussi les observer, comme nous le verrons plus loin, au niveau de la macula. Vers le deuxième ou troisième jour qui suit l'accident il se forme une œdème péripapillaire, s'étendant autour de la macula et apparaissant sous la forme d'une opacité grisâtre diffuse. Au niveau du foramen central, on aperçoit une tache d'une coloration rouge-cerise, entourée de cette opacité grisâtre dont nous venons de parler. Enfin, on voit, peu de temps après le début, de petits points rouges et tout autour de la tache des stries, suivant la direction des fibres nerveuses de la retine et aussi quelques petits points grisâtres.

Les observations ne sont pas d'accord sur la nature de cette tache. Voici l'explication qu'en donne M. Liebreich.

L'infiltration de la rétine ne permet que difficilement par son opacité de voir la choroïde, tandis que la région du foramen central, n'étant pas infiltré, laisse voir par transparence la choroïde que semble présenter à ce niveau une coloration d'autant plus intense, qu'elle contraste avec la teinte grisâtre, formée par l'infiltration de la portion de retine environnante.

Cette interprétation, vraie dans la majorité des cas, ne saurait être absolue.

On a rapporté quelques observations d'hémorrhagies de la macula dans l'embolie de l'artère centrale de la rétine. Mon maître, M. Sichel, a observé cette tache rouge au début de l'affection à une époque où l'exsudation rétinienne n'était pas encore développée et où, par conséquent, il n'était pas possible d'admettre un effet du contraste.

Le malade dont parle M. Fano (1) a été examiné par lui quelques heures après le début. A ce moment l'infiltration ne pouvait exister, puisque dans les observations d'embolies

(1) Gazette des hôpitaux, n° 121, p. 482; 1864.

publiées jusqu'à ce jour on a constaté que l'œdème ne surve-
nait que quelques jours après, jamais avant huit heures. L'interprétation de M. Liebreich ne pouvait expliquer la présence
dans cette région de la tache rouge que M. Fano, du reste, a
reconnu être un épanchement sanguin.

Quoique ces faits soient peu nombreux, ils méritent cependant d'être pris en considération, en raison de la valeur des
observateurs qui les signalent.

Dans les deux cas que nous avons observés, il n'y avait pas
d'hémorrhagie, mais on voyait parfaitement la tache rouge
au niveau de la macula.

Cette tache disparaît peu à peu, et, après un certain temps,
six à huit semaines environ, on aperçoit une agglomération
de petits points rouges très-fins resplendissants qui finissent
par être résorbés. Pendant ce temps il se produit une atrophie
de la papille qui devient pâle, décolorée, légèrement excavée.
Elle se laisse encore traverser par la lumière et n'offre pas
cet aspect nacré, tendineux, ni cette excavation prononcée
que l'on observe dans les dégénérescences papillaires symptomatiques des altérations cérébro-spinales. Telle est la marche
suivie en général par cette affection.

On a voulu rattacher tous les cas dont la terminaison est
fatale à une embolie de l'artère ophthalmique. Il nous paraît
bien difficile d'admettre cette distinction, car nous ne croyons
pas, comme l'annonce M. de Wecker (1), que dans l'embolie
de l'artère centrale la circulation puisse se rétablir par le
cercle de Haller, et que tous les cas mentionnés qui se
sont terminés par une dégénérescence atrophique du nerf
optique se rattachent à une embolie de l'artère ophthalmique.
Du reste, dans les deux cas qui existent avec autopsie, le caillot a été trouvé dans l'artère centrale même, et cependant
dans l'un et l'autre cas la circulation ne s'était pas rétablie et
la vision était restée complétement abolie.

(1) Gazette hebdomadaire, n. 19, 1868.

## OBSERVATION II.

Mlle C..., âgée de 11 ans, demeurant à Paris, se plaint de ne pas voir du tout de l'œil gauche. Elle raconte qu'il y a trois semaines, un matin, à la suite d'un choc brusque sur la figure par un linge mouillé d'eau froide, elle a tout d'un coup perdu la vue de cet œil.

Elle s'empresse de le dire à sa mère, qui refuse d'y croire. Mais la jeune fille persiste à déclarer qu'elle ne voit plus de cet œil, sans toutefois convaincre ses parents; cependant, après quelques jours, les parents se décident à la conduire à la Clinique, le 12 avril 1869.

Cette jeune fille paraît très-faible, elle est très-maigre et d'une pâleur extrême, ses muqueuses sont à peine colorées.

Malgré cet état, elle n'a jamais été malade; il est vrai qu'elle appartient à une famille nombreuse et pauvre, d'où nourriture insuffisante et peut-être malsaine, qui explique très-bien cette anémie profonde et cette langueur extrême dans laquelle elle est tombée; le père nous raconte qu'elle n'a plus la même activité qu'autrefois, et qu'elle ne prend plus part aux amusements de son âge.

Cette jeune fille déclare qu'elle ne voit absolument rien de son œil gauche. En effet, elle n'a pas la moindre perception de la lumière. Tous les phosphènes font défaut. La pupille est très-dilatée et immobile, par suite d'une instillation d'atropine faite la veille dans un hôpital où la jeune fille avait été examinée.

*Examen ophthalmoscopique.* — La papille est pâle, d'aspect légèrement nébuleux. Il y a un point arrondi, circonscrit, légèrement excavé, d'une couleur blanche nacrée qui est en voie d'atrophie. Cette teinte contraste avec la coloration rosée du reste de la papille. Celle-ci présente en dedans un petit arc staphylomateux. Ses contours sont en partie effacés par un œdème qui s'étend dans la région de la macula. Dans toute cette partie la rétine est opaque.

Les vaisseaux sont plus petits; les artères presque filiformes, exsangues, apparaissent comme de simples lignes très-pâles, et il n'est pas possible de les suivre jusqu'aux régions équatoriales; on n'arrive à bien voir la bifurcation au niveau de la papille qu'à l'aide d'un fort grossissement.

Les veines moins volumineuses vers le centre présentent un calibre plus grand vers la périphérie.

En dedans de la papille (image renversée), on aperçoit dans la région de la macula, une tache de forme losangique, le diamètre transversal étant le plus large, présentant une coloration d'un rouge cerise. Cette teinte n'est pas uniforme, car on observe à ce niveau une série de points rougeâtres très-fins et d'un aspect brillant. De plus, on

distingue nettement tout autour de cette tache des stries rayonnantes, suivant la direction des fibres nerveuses de la rétine.

La coloration de cette tache ressort d'autant plus qu'il existe, par suite
de l'œdème, une opacité de la rétine tout autour du *foramen centrale.*

On fait l'examen du cœur et on ne trouve qu'un bruit de souffle très-
marqué au premier temps et à la base qui doit être rattaché à l'anémie.

*Prescription.* — Régime tonique; teinture d'aconit; acide sulfurique;
iodure de potassium.

Le 26 février 1878, elle retourne à la Clinique.

Depuis qu'elle habite la province, elle se porte beaucoup mieux; elle
est colorée, plus forte.

Mais la vue est restée complétement abolie.

*Examen ophthalmoscopique.* — Atrophie complète de la papille, qui est
blanche légèrement excavée; les vaisseaux ont diminué de volume; les
artères sont à peine visibles; l'œdème a disparu et, chose étrangee! on
constate au niveau de la macula cette même tache rouge observée la
première fois; peut-être même offrait-elle une teinte plus foncée. On
voit encore très-bien les points brillants et aussi les stries rayonnantes.

*Examen du cœur.* — On ne trouve encore qu'un bruit de souffle au
premier temps et à la base.

## OBSERVATION III.

Mme B,.., 65 ans, à la Petite-Villette, vient à la Clinique le 25 avril,

Elle raconte qu'il y a trois mois elle a perdu subitement la vue de l'œil
droit. Elle était occupée à coudre dans l'après-midi, lorsque tout à coup
elle crut voir de cet œil un voile blanc monter peu à peu et disparaître
après quelques minutes. A partir de ce moment, abolition complète de la
vision de cet œil,

Elle a eu pendant vingt ans de la gravelle, mais depuis un an elle va
mieux. Elle n'a plus ressenti de coliques néphrétiques et sa santé est, dit-
elle, meilleure qu'elle ne l'a jamais été.

La vue est absolument perdue de son œil droit. La pupille dilatée ne réa-
git plus à la lumière. Elle présente un léger trouble du cristallin.

Cette opacité du cristallin ne suffit pas à expliquer la perte absolue de
la vision de cet œil, car la malade déclare ne pas distinguer de cet œil
le jour de la nuit. L'examen à l'aide d'une bougie permet de constater
une absence complète de perception lumineuse. Tous les phosphènes
font défaut.

A l'ophthalmoscope, on observe les lésions suivantes :

Le trouble du cristallin est assez peu prononcé pour qu'il soit encore
possible de bien voir le fond de l'œil. La papille est pâle, décolorée, en
voie d'atrophie; les artères très-petites, exsangues, ne sont visibles que
dans une partie de leur trajet. Les deux branches de bifurcation sont

extrêmement pâles ; l'une d'elles, celle qui se dirige vers la partie supérieure (image renversée), est en partie atrophiée. A peine visible au niveau de la papille, elle apparaît à deux ou trois millimètres de celle-ci sous la forme d'une ligne d'un blanc éclatant. Cette ligne blanchâtre, que l'on voit manifestement faire suite à l'artère, cesse d'être visible à une étendue de dix à douze millimètres. Veines plus volumineuses vers la périphérie.

Autour de la papille et dans la région de la macula, la rétine paraît opaque ; le *foramen centrale* apparaît sous la forme d'une tache allongée d'un rouge cerise. On voit très-bien à ce niveau et les points brillants et les stries rayonnantes.

A l'examen du cœur on trouve un bruit de souffle bien manifeste à la base et au premier temps. La malade raconte qu'elle éprouve parfois des palpitations de cœur.

Le 16 mai, la vue est toujours complétement abolie. A l'examen ophthalmoscopique, la papille et les vaisseaux présentent à peu près les mêmes caractères ; la tache rouge, au niveau de la macula, semble moins accusée. Cette diminution n'est peut-être qu'apparente et tient probablement à un degré plus avancé de l'opacité du cristallin.

CŒUR. — On a très-peu étudié les maladies du cœur dans leurs rapports avec les troubles oculaires. En effet, les ouvrages d'ophthalmologie ne donnent aucune description spéciale sur ce sujet. C'est à peine s'il en a été publié quelques rares observations, et cependant, d'après les cas qu'il nous a été donné de voir, nous pensons que c'est là une cause bien plus fréquente qu'on ne le croit des troubles oculaires et particulièrement d'hémorrhagies rétiniennes.

Une étude complète de cette question ne pourrait être faite qu'en se basant sur un grand nombre d'observations. Or, les cas sont rares dans les cliniques spéciales ; mais ce travail serait surtout possible dans les hôpitaux où les malades atteints d'affections cardiaques s'observent toujours en assez grand nombre.

Malgré le peu de matériaux dont nous disposons, nous croyons devoir insister sur cette lésion oculaire qui est importante, non plus comme signe nouveau venant s'ajouter à tout le cortége des symptômes qui accompagnent en général les maladies de cœur, mais parce qu'elle peut, dans certain cas, mettre sur la ¡voie de la cause, c'est-à-dire faire reconnaître une affection cardiaque dont on ignorait l'existence. Ces hémorrhagies présentent certains caractères qui permettent quelquefois de remonter à la cause qui les a produites. Elles varient quant à leur nombre et à leur étendue. Tantôt il n'existe qu'une seule hémorrhagie large, en nappe ; tantôt, au contraire, elles sont petites, disséminées, périphériques. Elles n'ont pas dans ces deux cas la même valeur séméiologique.

Dans le premier cas l'hémorrhagie unique, assez étendue, est artérielle ; elle se manifeste dans l'hypertrophie du cœur, par exemple ; mais, comme nous le verrons plus loin, l'hypertrophie agit seulement comme cause déterminante ; une altération préalable de la paroi du vaisseau, est nécessaire sans quoi la rupture ne saurait se produire. L'hémorrhagie est artérielle parce qu'elle provient sous l'influence de cette double cause d'une altération du vaisseau d'abord et d'une augmentation de la tension artérielle. Enfin, on comprend d'après ce mécanisme qu'il se produise de préférence des épanchements peu nombreux mais assez étendus.

Dans le second cas, avons-nous dit, les hémorrhagies sont petites, situées vers les régions équatoriales et elles sont veineuses, caractères très-importants, car elles coïncident le plus souvent avec des affections cardiaques valvulaires. Elles sont en effet le résultat d'une congestion passive, qui augmentant peu à peu dilate progressivement tout le système veineux et cette dilatation s'exagère vers l'extrémité des veines à cause de leur résistance moins grande dans ces parties, c'est ce qui explique jusqu'à un certain point que sous l'influence d'une hyperémie mécanique il se produise vers les parties équatoriales des ruptures alors que les veines ne présentent dans les autres points qu'une simple dilatation plus ou moins grande.

Est-ce bien là le mécanisme physiologique qui amène ces hémorrhagies ? On ne saurait faire de cette assertion une loi constante ; du reste, le petit nombre d'observations que l'on possède ne permet pas de se prononcer absolument à cet égard. Quoiqu'il soit très-difficile de donner ici une explication précise de ces deux formes, les faits cliniques semblent justifier cette manière de voir, et mon maître, M. Sichel, professe cette opinion, basée sur quelques cas dans lesquels de semblables hémorrhagies ont mis sur la voie d'une affection cardiaque valvulaire.

Il n'est pas à dire pour cela que ces caractères soient pathognomoniques des apoplexies qui compliquent les affections cardiaques. Nous avons vu que les hémorrhagies veineuses peuvent être sous la dépendance de bien d'autres causes. Mais l'attention étant appelée sur ce point, lorsqu'on se trouvera en présence d'épanchements présentant ces caractères, il faudra toujours interroger le cœur.

Ces hémorrhagies ne peuvent être confondues avec celles qui sont consécutives à une maladie générale, comme le diabète, par exemple. Elles surviennent en général brusquement, et sont limitées à un seul œil. Quand elles occupent les deux yeux, elles y apparaissent à des époques différentes.

Parmi les maladies de cœur capables de déterminer des hémorrhagies en provoquant une modification de la tension veineuse, nous citerons les *affections du cœur droit* et les *affections valvulaires du cœur gauche*.

Les premières n'offrent qu'une importance très-secondaire à cause de leur rareté ; du reste, le plus souvent elles n'existent pas seules et accompagnent quelques anomalies de la valvule mitrale.

Au contraire, les altérations de l'orifice auriculo-ventriculaire gauche sont assez fréquentes, soit insuffisance, soit rétrécissement mitral. Cette affection s'accompagne toujours d'une accumulation de sang dans les vaisseaux de la petite circulation, puis dans le cœur droit et enfin dans les veines caves jusqu'aux dernières ramifications veineuses. Il y a donc stase sanguine dans le système veineux du cou, de la tête et finalement de l'œil. Dans ces différents points du cou, de la tête, il existe une congestion passive assez prononcée. Mais dans la rétine, dont le tissu, par son extrême délicatesse, n'offre qu'une résistance très-faible, il n'est pas rare d'observer non seulement de la congestion caractérisée par une forte dilatation des veines, mais des ruptures vasculaires et des hémorrhagies.

On en peut dire autant des altérations de l'orifice aortique, et, dans ces cas, l'examen ophthalmoscopique offre un intérêt plus grand encore, car on sait que les lésions des sigmoïdes existent longtemps à l'état silencieux, c'est-à-dire qu'elles ne se manifestent par aucun trouble fonctionnel appréciable pour le malade, et cependant les désordres circulatoires peuvent déjà avoir été assez étendus pour amener une hémorrhagie caractéristique dans la rétine. L'observation que nous rapportons est un exemple curieux d'une affection valvulaire cardiaque présumée par l'examen du fond de l'œil, et aussitôt confirmée par l'existence à l'auscultation d'un bruit de souffle à la base et au second temps.

OBSERVATION IV.

M. D..., instituteur à Lomer (Somme), se rend à la Clinique le 6 juillet 1868.

Il se plaint de troubles de la vue de l'œil droit. Il y a trois mois, il s'éveille avec un violent mal de tête et s'aperçoit qu'il voit trouble de l'œil droit, au point de ne pouvoir distinguer que très-imparfaitement certains objets. Inquiet, il se rend chez un médecin qui lui prescrit six sangsues à l'apophyse mastoïde droite, et des purgatifs.

Il se produit une amélioration graduelle, le trouble diminue peu à peu, et, après quelque temps, le malade peut de nouveau lire et travailler de cet œil.

Il y a quelques jours, le trouble a reparu, mais il est moins accusé que la première fois. Le malade déclare se bien porter ; cependant il éprouve depuis plusieurs années des maux de tête violents, survenant une ou deux fois par semaine et persistant, le plus souvent, toute la journée. De plus, il a parfois des palpitations.

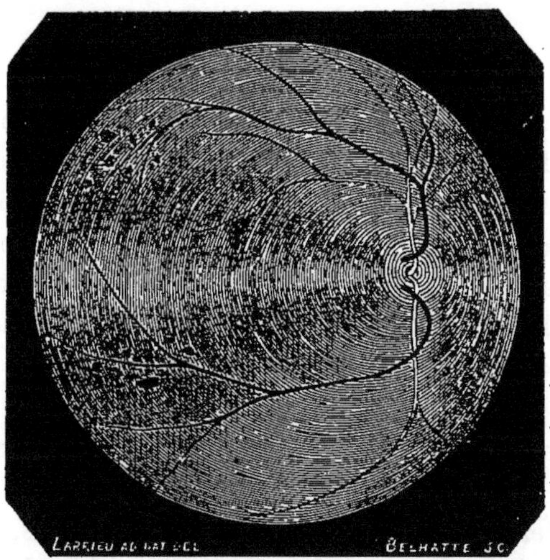



*Examen ophthalmoscopique.* — Le corps vitré est légèrement trouble, la pupille normale, les veines sont volumineuses, et, sur le trajet de l'une d'elles, la périphérie de la rétine, on aperçoit de petites hémorrhagies multiples.

La nature et le siége de ces hémorrhagies font songer à une maladie de cœur. On procède à l'examen minutieux de cet organe, et on trouve en effet un bruit de souffle au deuxième temps et à la base. De plus, le pouls est bondissant, dépressible (insuffisance aortique). Il lit le n° 6 de Jaeger.

Éviter un travail assidu; conserves bleues au soleil. Laxatifs, diurétiques, digitaline; sinapisme à la région précordiale.

Il revient le 19 mars 1869. La vue s'était très-bien améliorée, mais il trouve que depuis quelques jours elle est redevenue un peu trouble. Depuis ce temps, il voit moins bien que de l'autre œil. Il a obtenu de bons résultats du traitement qu'on lui avait prescrit; il insiste surtout sur le sinapisme à la région précordiale, qui lui a fait, dit-il, le plus grand bien. Aussi il en a renouvelé plusieurs fois l'application, et, depuis qu'il a recours à ce moyen, il constate que les maux de tête sont plus rares et qu'il se porte mieux.

*Examen ophthalmoscopique.* — Les milieux sont transparents; on observe vers l'équateur, lorsque le malade regarde fortement en bas et en dehors, deux petits groupes d'hémorrhagies contenant chacun six ou sept ecchymoses très-petites et situées à l'extrémité d'une ramification veineuse.

Il lit le  n° 3 de Jaeger.

Par suite de leur position périphérique, ces hémorrhagies ne donnent pas lieu à des lacunes dans l'examen du champ visuel.

### *Appareil respiratoire.*

POUMON. — Nous aurons peu de choses à dire sur les maladies du poumon, qui peuvent provoquer des hémorrhagies rétiniennes. Elles agissent toutes par un double mécanisme. D'abord en diminuant le champ circulatoire, comme cela arrive dans la sclérose du poumon, où l'hypertrophie du tissu cellulaire comprime et les alvéoles et les vaisseaux; puis en gênant la respiration, qui normalement favorise la circulation.

Sous l'influence de ces deux causes, il arrive que la veine cave ne se vide pas d'une façon régulière ni même complète, il en résulte, comme dans les affections valvulaires, une stase veineuse qui retentit dans les différents points de la tête et principalement dans la rétine, que son extrême délicatesse expose davantage aux ruptures vasculaires.

M. Robbinowicz (1), interne au service de M. Léger, à Bicêtre, a rapporté un cas d'amaurose double survenue brusquement pendant la convalescence d'une pneumonie, et qui aurait disparu peu à peu à la suite d'une application de dix sangsues derrière chaque oreille. Quoique l'examen ophthalmoscopique n'ait pas été fait, il n'est pas douteux que cette amaurose n'ait été le résultat d'une hémorrhagie assez volumineuse dans les deux yeux, probablement située au niveau de la macula, puisque la vision centrale n'existait plus.

Mon vénéré maître, Sichel père (2), a aussi publié plusieurs cas de ce genre : les troubles de la vue, qui étaient survenus brusquement, cédaient à des émissions sanguines locales, et la vue revenait peu à peu.

_______________

(1) Gazette des hôpitaux, 1861.
(2)       Id.             Id.

## Causes accidentelles.

D'autres causes le plus souvent passagères peuvent amener une augmentation de tension veineuse dans la rétine, mais, comme elles siégent en dehors du globe oculaire, elles agissent sur l'œil en provoquant des congestions veineuses, soit de tout l'appareil circulatoire, soit de la tête seulement, congestions qui s'étendent jusqu'aux vaisseaux rétiniens et peuvent produire des hémorrhagies.

De toutes ces causes la plus fréquente est l'accomplissement du phénomène physiologique de l'effort ; car c'est lui qui domine les actes du vomissement, des quintes de toux, des convulsions, etc., causes fréquentes des hémorrhagies de la rétine.

Toutes ces causes doivent être considérées comme passagères et accidentelles, ne provoquant qu'occasionnellement des hémorrhagies. En effet elles déterminent assez brusquement une augmentation de la tension veineuse, qui quelquefois peut devenir assez forte pour faire éclater la veine. Nous avons vu plus haut que la rupture d'une veinule était possible après une exagération de la tension veineuse. Les artères au contraire résistent, à moins toutefois que celles-ci n'aient déjà subi une modification de leurs parois.

On comprend d'après cela que toute cause capable de déterminer une congestion du côté de la tête, puisse donner lieu à cette complication. Et comme c'est surtout dans les veinules que s'accumule le sang qui stagne, comme leurs parois sont moins résistantes que celles des artérioles, nous n'hésitons pas à dire que les ecchymoses qui se manifestent sous l'influence de ces causes sont veineuses. En effet, si l'ondée sanguine arrive avec assez de force, la veinule, dont les parois sont plus faibles, se dilate, et si cette cause persiste quelque temps il peut se produire une dilatation permanente de sa paroi qui par ce fait offre une résistance moins grande. Enfin si à ce moment la poussée sanguine s'exagère de nouveau, la veinule finit par se rompre tandis que l'artériole résiste ; celle-ci ne pouvant se rompre comme je l'ai déjà dit qu'autant qu'elle est altérée.

Cependant comme les altérations des artères sont loin d'être rares, il est encore assez fréquent d'observer des hémorrhagies ; nous avons observé un cas de ce genre. Il s'agit d'une hémorrhagie au niveau de la macula survenue chez une femme à la suite d'une quinte de toux.

Toutes ces causes agissent de la même manière, c'est-à-dire par l'effort qu'elles déterminent. Aussi croyons-nous utile de décrire en quelques mots ce phénomène, afin de bien faire comprendre le mécanisme par lequel se produit l'hémorrhagie.

L'effort est toujours procédé d'une inspiration variable selon le degré de résistance à vaincre. L'air pénètre dans les cellules pulmonaires. La glotte se ferme par la contraction de ses contricteurs afin d'empêcher l'expiration. En même temps il se produit une contraction des muscles expirateurs qui diminuent les divers diamètres de la poitrine et compriment les gaz contenus dans le poumon. Le sang se trouve alors refoulé vers les cavités droites et gauches du cœur, par les veines et artères pulmonaires. La cage thoracique prise entre deux forces qui arrivent à s'équilibrer, la résistance des gaz contenus dans le poumon qui agit de dedans en dehors, et la contraction des muscles expirateurs agissant en sens inverse, se trouve solidement fixé. Le tronc maintenu, les muscles peuvent se contracter pour vaincre la résistance.

L'effort s'accompagne donc d'un resserrement des parois thoraciques et abdominales ; plus ce dernier sera considérable, plus aussi il y aura stase veineuse dans les cavités droites, les veines caves, en un mot tout le symptôme veineux.

Dans les efforts violents, les muscles, en se contractant énergiquement, tendent à expulser du thorax et de l'abdomen le sang contenu dans les viscères. La marche centripète du sang veineux étant ainsi interrompue, la tension augmente. Cette tension s'exagère surtout au cou ou à la tête, parce que dans ces régions, les veines ne présentant pas de valvules, le sang peut refluer contre son cours habituel, si l'effort est extrèmement violent. C'est principalement pour cette raison que l'on observe de préférence, à la suite de toutes les causes dont nous venons de parler, les hémorrhagies à la face et sous la conjonctive, et aussi très-souvent à la rétine, qui, par sa structure délicate, n'offre qu'une faible résistance à cette tension exagérée. On peut dire aussi que, dans la portion supérieure du corps, le sang ayant un cercle moins grand à parcourir, il est tout naturel que la réplétion s'opère d'abord dans ce point. Il est facile de constater dès le début une injection de la face et du cou, qui en général disparaît bien vite ; mais, si l'effort s'exagère, la respiration n'a plus lieu, la stase augmente, et finalement la rupture vasculaire se produit.

Nous voyons, d'après cela, que toute cause capable de déterminer un effort, et par suite une suspension de la respiration, peut amener des hémorrhagies.

Quoique ce mécanisme soit loin d'être rare, les faits observés sont encore peu nombreux.

*Les exercices violents, l'action de lever des poids*, peuvent déterminer des hémorrhagies dans la rétine ; mais ces faits sont très-rares.

On a signalé l'*éternument*. Mackenzie rapporte un cas d'amaurose survenue brusquement à la suite d'éternuments violents. Cette apparition brusque ne laisse pas de doute sur la nature de l'affection : il s'agissait bien là d'une hémorrhagie, et probablement rétinienne.

On a encore signalé le fait de *jouer de certains instruments à vent*, principalement de ceux qui nécessitent de grands efforts. Mon vénéré maître Sichel père (1) en a observé chez des personnes qui sonnaient souvent du cor, et aussi chez un artiste qui jouait de la flûte la plus grande partie de la journée.

*Des vomissements très-violents* peuvent suffire. Follin a cité l'observation d'un malade qui avait présenté des hémorrhagies rétiniennes à la suite de vomissements persistants et très-forts pendant une traversée de France en Angleterre. Il en est de même des vomissements répétés qui se manifestent dans le cours d'une grossesse. L'accouchement constitue une cause occasionnelle : les hémorrhagies sont alors le résultat des efforts, qui quelquefois sont considérables.

La constipation peut agir comme cause prédisposante, en s'accompagnant de congestion du côté de la tête ; mais si elle est opiniâtre, elle provoque des *efforts de défécation* assez violents pour déterminer des hémorrhagies. Je me rappelle avoir entendu citer par M. Desmarres le fait d'une hémorrhagie rétienne survenue à la suite d'efforts de défécation. Il s'était produit deux épanchements, dont l'un, bien plus considérable, en forme de poire, recouvrait une partie de la papille.

A la suite des *quintes de toux* dans le croup, la coqueluche et aussi la bronchite des vieillards, etc., les hémorrhagies rétiniennes sont bien plus rares que les ecchymoses de la conjonctive. J'ai observé une hémorrhagie au niveau de la macula, due à cette cause. Il est vrai de dire que, dans ce cas, l'hémorrhagie était artérielle. La toux n'avait été que la cause occasionnelle ; il existait déjà une altération des parois du vaisseau.

Dans la *strangulation*, même mécanisme, par suite de la compression des jugulaires. L'hémorrhagie est d'autant plus

(1) Gazette des hôpitaux, 1861.

probable que la compression se fait plus rapidement. Carron du Villards en a observé trois cas chez des pendus.

J'en dirai autant, lorsque la compression de la jugulaire ou de la veine cave supérieure est due à des tumeurs. Cependant, dans ces cas, les hémorrhagies sont très-rares, parce que la compression est lente à se produire.

Enfin, à la suite des *accès d'épilepsie*, on trouve toujours une hyperémie rétinienne, mais très-rarement des hémorrhagies.

*La contusion* de l'œil est encore une cause d'hémorrhagies rétiennes : celles-ci peuvent survenir à la suite d'un choc, d'un coup de bâton, d'un coup de poing sur l'œil, etc. Ces épanchements sont le plus souvent très-abondants et s'accompagnent, dans le plus grand nombre de cas, de désordres graves, tels que déchirures et décollements, etc. Cependant l'altération peut n'intéresser que la rétine.

Le Dr Danthon, dans sa thèse (1), a rapporté une observation très-intéressante qui lui avait été communiquée par M. Meyer. Il s'agit d'une hémorrhagie assez volumineuse au niveau de la macula, survenue à la suite d'un coup de poing sur l'œil droit.

On a aussi signalé des hémorrhagies reconnaissant pour cause une contusion ayant atteint, non plus le globe oculaire, mais un point quelconque de la tête, comme cela arrive à la suite d'un coup, d'une chute sur le crâne ou la face.

Nous ne nous arrêterons pas aux diverses hypothèses qui ont été faites pour expliquer les troubles survenant après ces accidents. Aujourd'hui, par l'examen du fond de l'œil, il est facile de reconnaître la nature de ces troubles oculaires. Ils sont presque toujours le résultat d'épanchements sanguins, soit dans la choroïde, soit dans la rétine.

M. Cusco a trouvé une hémorrhagie rétinienne, à l'autopsie d'un individu mort d'une fracture de la base du crâne.

(1) Essai sur les hémorrhagies intra-oculaires (thèse de Paris) 1864.

Le D<sup>r</sup> Danthon a cité une observation recueillie à la clinique de M. Desmarres, d'hémorrhagie rétinienne survenue à la suite d'une chute sur la région temporale.

J'ai eu aussi l'occasion de voir un fait de ce genre, dont voici l'observation :

### OBSERVATION V.

*Hémorrhagie veineuse. — Chute.*

M<sup>me</sup> A..., 49 ans, demeurant à Houilles (Seine-et-Oise), vient à la Clinique le 22 janvier.

Elle raconte que, dans les derniers jours de juin, à la suite d'un accident de voiture, elle a eu une forte ecchymose du côté gauche de la tête. On a fait une application de six sangsues à l'apophyse mastoïde du même côté. L'ecchymose a disparu peu à peu, sans que la malade ait observé la moindre altération de la vision.

Ce n'est qu'au commencement du mois d'août qu'elle s'est aperçue que la vue était trouble de l'œil droit. Elle voyait à ce moment deux petits filaments noirs; le nombre des filaments a été en augmentant, et le trouble de la vue s'est accusé de plus en plus.

Elle pouvait encore lire, quoique difficilement; mais, depuis cinq ou six jours, elle a été prise de violents maux de tête, et en même temps le trouble de la vue est devenu beaucoup plus considérable, si bien que la malade ne peut lire à 25 cent. que le n° 15 de Jaeger avec $+\frac{1}{24}$ qui est le verre neutralisant sa presbytie.

*Examen ophthalmoscopique.* — Le corps vitré est trouble. A l'aide du miroir, on aperçoit des corpuscules flottants qui se déplacent dans le sens des mouvements que l'on fait exécuter à l'œil, surtout de bas en haut.

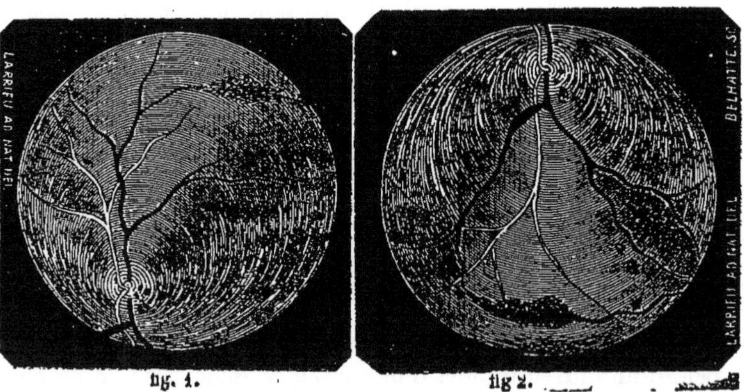


fig. 1.         fig 2.

La papille est légèrement hyperémiée ; elle présente de petits épanchements de sang au-dessous desquels apparaît une tache d'un blanc grisâtre qui dépasse de 2 millimètres le bord inférieur de la papille (image renversée).

Artères plus petites, pâles ; les veines, au contraire, sont très-volumineuses ; l'uned'elles, surtoutlabrancheinférieure (fig. 2), est très-variqueuse dans une étendue de quelques millimètres. Elle présente à ce niveau un volume double. Cet état variqueux part de la division de la branche inférieure (image renversée), qui se fait sur le bord de la papille. La portion de veine comprise entre ce point et le point d'émergence qui correspond à la papille est exsangue.

Sionfaitregarder la malade fortementen haut (fig. 1), on aperçoit vers la périphérie une tache jaunâtre de forme allongée, parcourue par quelques stries blanchâtres. Non loin de cette tache, sur le trajet d'une veine qui qui se continue avec elle, on aperçoit une série d'hémorrhagies trèspetites.

Quand on fait regarderla malade en bas (fig. 2), on voit vers les parties équatoriales une hémorrhagievolumineuse, ayantde 10 à 12 millimètres de long et environ 3 millimètres de large, de forme allongée, et située sur le trajet d'une veine que l'on voit manifestement aux deux extrémités de l'épanchement. Au-dessus de cette grosse hémorrhagie, on aperçoit trois petites ecchymoses.

L'examen du champ visuel donne deux lacunes en haut et en bas.

*Prescription.* — Vésicatoire à la tempe ; purgatifs répétés ; pédiluves sinapisés ; eau de Vichy (Lardy).

3 mars. Amélioration manifeste accusée par la malade. Le trouble a diminué ; elle voit mieux. Avec $+\frac{1}{34}$, elle lit le n° 7 de Jaeger.

*Examen ophthalmoscopique.* — Le corps vitré toujours trouble. Corpuscules flottants moins abondants.

Les hémorrhagies de la papille existent toujours, ainsi que la tache grise qui apparaît sous la forme d'un petit sac légèrement mobile.

Le sang a reparu dans cette portion de veines que nous avions trouvée exsangue à notre premier examen. La partie variqueuse qui lui faisait suite est moins volumineuse.

Dans le regard en haut, la tache est devenue encore plus grisâtre ; les strata n'apparaissent plus sous forme de taches, mais plutôt de lignes blanchâtres suivant à peu près la direction du vaisseau.

Les petites hémorrhagies ont en grande partie disparu. Elles apparaissent sous la forme de petits points foncés.

Lorsque la malade regarde en bas, il est déjà possible de constater certaines modifications dans la grosse hémorrhagie ; ses bords sont plus pâles, la tache semble moins étendue, la résorption se fait par la périphérie.

Les petites ecchymoses sont en grande partie résorbées.

État général toujours très-bon; la malade a eu quelques maux de tête, mais très-légers.

Purgatifs, eau de Vichy, limonade sulfurique.

15 mars. Le mieux continue. La malade, avec un verre $+\frac{1}{24}$, lit le n° 4 de Jaeger.

*Examen ophthalmoscopique.* — Aspect nébuleux du fond de l'œil. Les petits épanchements situés sur la papille sont résorbés. On aperçoit encore le petit sac au-dessous de la papille.

La veine engorgée a beaucoup diminué et a presque repris son volume normal.

Lorsque la malade regarde en haut, on constate que la tache pâlit de plus en plus. Quant aux petites hémorrhagies, quelques-unes ont disparu, les autres sont très-effacées.

Dans le regard en bas, diminution de la grande hémorrhagie; ses contours sont effacés, et la tache elle même est beaucoup moins apparente.

Nouvelle application de vésicatoires; laxatifs.

31 mars. État général toujours très-bon.

La malade voit beaucoup mieux; avec $+\frac{1}{24}$, lit le n° 2 de Jaeger.

*Examen ophthalmoscopique.* — Le trouble du corps vitré très-peu accusé, papille plus nette, disparition des épanchements; mais on aperçoit encore la tache grise.

La veine a repris son volume normal.

Dans le regard en haut. La tache est en grande partie effacée; on ne voit plus que quelques traînées blanchâtres. Les petites hémorrhagies n'existent plus.

Regard en bas. L'hémorrhagie fusiforme a beaucoup diminué; elle est réduite au quart de son volume primitif; elle a perdu dans toute son étendue sa coloration foncée. Disparition complète des ecchymoses.

Purgatifs, limonade sulfurique, etc.

20 avril. La malade distingue très-bien de loin et de près; avec $+\frac{1}{24}$, lit le n° 1 de Jaeger.

*Examen ophthalmoscopique.* — Plus de troubles du corps vitré. Le petit sac situé au-devant de la papille semble avoir disparu. Vaisseaux normaux.

Lorsqu'elle regarde en haut, la tache est à peine visible, les stries sont presque effacées.

Dans le regard en bas. Résorption à peu près complète de l'hémorrhagie; on ne voit plus, en quelque sorte, qu'une traînée noirâtre indiquant la direction de l'épanchement existant dans ce point.

Laxatifs; eau de Vichy (Lardy), etc.


Quoique le trouble de la vue ne soit survenu, au dire de la malade, que six semaines après l'accident, il n'est pas douteux que la chute ne soit la véritable cause, cause accidentelle, des hémorrhagies.

Cette cause très-rare, il est vrai, a déjà été signalée.

Nous croyons que les hémorrhagies, ou du moins celle qui était en partie résorbée lorsque nous avons vu la malade pour la première fois, a dû suivre de très-près l'accident. Peut-être même est-elle survenue en même temps? A cause de sa position périphérique il est fort possible qu'elle soit passée inaperçue et que la malade n'en ait pas eu conscience. L'époque à laquelle elle dit avoir vu un brouillard de cet œil coïncide probablement avec le trouble du corps vitré; ce trouble du corps vitré, produit par la résorption du sang, est resté un certain temps peu considérable puis il a augmenté rapidement, après l'apparition de nouvelles hémorrhagies; celles-ci ont dû accompagner les violents maux de tête, accusés par la malade durant les cinq ou six jours qui ont précédé le premier examen. A la suite de ces nouveaux épanchements, le corps vitré s'est troublé beaucoup plus, et c'est ce trouble très-prononcé et survenu rapidement, qui a déterminé la malade à venir à la Clinique.

Ces hémorrhagies sont le résultat d'une exagération de la tension veineuse survenue brusquement.

S'est-il produit, en même temps, un épanchement dans le crâne, capable de gêner la circulation intra-crânienne et par suite, d'influencer secondairement la circulation de l'œil? nous ne le pensons pas; car un épanchement ne se serait pas produit dans le crâne, sans déterminer des troubles généraux.

Il est difficile de donner une explication physiologique de ce fait. Cependant on peut admettre qu'à la suite d'un chute, il se produise un afflux de sang dans cette partie, et par suite il survienne une exagération de la tension veineuse. Ce changement brusque de pression dilate simplement les vaisseaux dans les parties qui offrent un point d'appui résistant; mais, dans la rétine dont la trame si délicate n'offre qu'un point d'appui très-faible aux parois des vaisseaux, il est possible qu'il se produise plus qu'une dilatation, mais une rupture.

*Troubles vaso-moteurs.* — Les hémorrhagies résultant d'un trouble vaso-moteur ne peuvent être mises en doute. Certaines lésions nerveuses entraînent après elles des dilatations vasculaires insuffisantes quand elles existent seules pour produire une extravasation sanguine, mais prédisposent aux hémorrhagies, s'il survient une cause occasionnelle qui détermine une augmentation de tension.

Les expériences sont concluantes à cet égard, et les faits observés en pathologie sont encore assez nombreux. Le froid peut agir de cette façon, ou bien encore en déterminant une contraction des vaisseaux de la périphérie.

Les émotions morales, la colère, la joie, etc., peuvent aussi produire des hémorrhagies, dont le siége est surtout fréquent dans la conjonctive; sous l'influence de ces causes, l'impulsion du cœur devient plus énergique et produit une dilatation des vaisseaux qui peut aller jusqu'à la rupture. Il est bien difficile d'admettre que l'une de ces causes puisse agir seule : aussi croyons-nous que presque toutes ne suffisent qu'à la condition de trouver déjà un terrain préparé, soit une altération de structure ayant rendu le vaisseau plus fragile, soit un défaut de résistance résultant des tissus ambiants; cette dernière condition est surtout manifeste dans la rétine, ce qui explique la fréquence des hémorrhagies de cette nature dans cette membrane.

De cette même cause dépendent les hémorrhagies oculaires qui surviennent à la suite d'excès vénériens. Il n'est pas douteux que ce ne soit une hémorrhagie qui, en pareil cas, détermine une cécité subite, comme dans l'observation de

Caffe (1), où il est question d'un malade ayant perdu la vue la première nuit de ses noces ; M. Desmarres a observé un cas analogue. Mais ici l'examen ophthalmoscopique est venu confirmer cette manière de voir ; on trouva à l'ophthalmo-scope, un large épanchement sanguin du côté externe des deux papilles.

A cette même classe on peut rattacher les hémorrhagies rétiniennes qui se sont produites quelquefois sous l'influence des troubles menstruels, tels que aménorrhée, âge critique. En effet, les aberrations de la fonction génitale de la femme se traduisent par un grand nombre de manifestations patho-logiques dans tous les tissus et dans tous les organes, hémor-rhagies supplémentaires ; et, comme une explication physio-logique précise nous manque pour rattacher les effets à la cause, nous croyons, pour n'avoir pas à recourir à une hypothèse nouvelle, devoir ranger ces phénomènes dans les troubles mal définis encore des vaso-moteurs.

## OBSERVATION VI.

M<sup>me</sup> F..., 53 ans, Croix-des-Teinturiers, 27 (Châlons-sur-Marne), vient à la Clinique le 3 février 1868. Elle est d'une bonne santé habituelle ; ce-pendant, depuis la ménopause, elle a très-souvent des maux de tête très-violents et une constipation qui force la malade à recourir aux purgatifs et aux lavements pour aller à la garde-robe.

Elle se plaint de troubles de la vue de l'œil droit. Il y a deux mois, elle s'est aperçue qu'elle pouvait à peine distinguer les objets de cet œil. Ce trouble a beaucoup diminué, mais il reste une tache noire assez grande qui suit les mouvements de l'œil et lui cache certaines lettres lorsqu'elle veut lire.

L'examen du champ visuel fait reconnaître en dedans une lacune de forme allongée, volumineuse, assez rapprochée de la pupille, derrière la-quelle la vision est diffuse.

La vision ophthalmoscopique vient confirmer les indications données par la recherche du champ visuel.

La papille est petite, hyperémiée ; staphylôme postérieur assez étendu et en voie de progression.

(1) Résumé du Compte-rendu de la Clinique ophthalmologique de l'Hôtel-Dieu, p. 9. Paris, 1837.

L'atrophie choroïdienne dans ce point est très-prononcée et on aperçoit sur les bords quelques taches de pigment. Les veines sont volumineuses. On voit, en outre, une tache grisâtre qui produit le stocome dont parle la malade, et qui correspond très-exactement à la lacune observée dans l'examen du champ visuel.

Cette tache est le résultat d'une ancienne hémorrhagie à une période très-avancée de régression.

Au-dessous d'elle on voit une nouvelle tache grise bien plus petite, et qui doit remonter probablement à la même époque.

L'œil gauche. Staphylôme moins prononcé ; semble bien limité. Congestion choroïdienne peu intense, et vaisseaux moins volumineux.

Examen de la réfraction.

On trouve aux deux yeux une myopie $= \frac{1}{10}$, une acuité de $\frac{2}{3}$ à gauche et de $\frac{2}{4}$ à droite, enfin une insuffisance des droits internes de 8°.

### Exagération de la tension artérielle.

La pléthore qu'on a souvent, mais sans en fournir la démonstration, donnée comme cause possible d'hémorrhagie, par le fait d'une augmentation de la masse du sang, ne doit pas nous arrêter; mais il en est d'autres qui jouent un rôle bien plus important ; je veux parler en première ligne de l'*hypertrophie du ventricule gauc e du cœur*, qui lance le sang avec plus d'énergie. Cet état, signalé depuis longtemps comme cause d'hémorrhagie cérébrale, doit retentir aussi, sans nul doute, sur la rétine, qui, n'offrant qu'une faible résistance et en même temps qu'une minime épaisseur de la paroi des vaisseaux, favorise la rupture. Toutefois, celle-ci ne peut avoir lieu, si le vaisseau est sain, sous l'influence de cette cause unique, c'est-à-dire de l'augmentation de tension artérielle ; mais il arrive toujours que, dans l'hypertrophie du cœur, les artères deviennent athéromateuses. Ce rapport de causalité entre l'hypertrophie du cœur et l'athérome étant admis, l'augmentation de tension artérielle ne peut être considérée que comme une cause adjuvante, et les hémorrhagies qu'elle détermine doivent rentrer dans le chapitre qui traite des altérations du vaisseau.

J'en dirai autant de l'*artério-sclérose*, qui atteint les gros troncs artériels. Lorsque les artères sont normales, en vertu de l'élasticité qui leur est propre, elles transforment en courant continu, dans le système vasculaire, le courant intermittent qui part du cœur. Lorsque cette propriété est abolie par une altération de la paroi vasculaire, chaque ondée sanguine provoque une impulsion exagérée jusqu'aux extrémités de l'arbre circulatoire, et cette coïncidence d'une paroi dégénérée avec une tension augmentée et intermittente favorise la production des hémorrhagies.

L'*atrophie du rein* est une des causes de l'augmentation de tension artérielle, en s'opposant au libre écoulement d'une certaine portion du liquide sanguin.

Il importe encore de signaler le *spasme des petits vaisseaux* sur une étendue assez grande du système artériel, comme cela arrive sous l'influence du froid. Cela s'observe surtout lorsque le corps, étant en sueur, est plongé dans l'eau froide, le spasme du vaisseau qui se produit dans toute la périphérie sous l'influence de ce brusque changement de température augmente considérablement la tension artérielle dans les organes centraux, en diminuant considérablement la capacité des vaisseaux à la périphérie. C'est là une cause assez ré quente d'hémorrhagie cérébrale, et on comprend qu'elle puisse, quoiqu'il n'y ait pas d'observations publiées, agir de la même façon sur la rétine.

Enfin je dois mentionner, comme cause de l'augmentation de tension artérielle, la compression d'une branche artérielle par une tumeur, et aussi sa ligature.

### OBSERVATION VII.

M^me L., 51 ans, à Lagrange, près Thionville, vient à la Clinique le 18 août 1868 ; il lui est arrivé subitement de voir trouble de l'œil gauche, tous les objets lui paraissaient rouges. Depuis lors elle ne peut plus ni lire ni travailler. Elle voit, dit-elle, une tache qui lui cache le centre des objets.

L'examen du champ visuel donne une lacune centrale derrière laquelle la craie n'est point vue distinctement.

La vision périphérique est bonne.

**Examen ophthalmoscopique.** — La papille présente sa couleur normale, les vaisseaux sont peu modifiés, mais au niveau de la macula on aperçoit une hémorrhagie rétinienne.

Cette hémorrhagie de forme arrondie, à bords très-nets, présente à peu près le volume de la papille. Elle a une teinte foncée.

On procède à l'examen du cœur et on trouve une hypertrophie cardiaque peut être compensatrice d'une affection valvulaire, mais il est toutefois impossible de constater aucun bruit de souffle.

Interrogée sur son état général, elle déclare éprouver de temps en temps des maux de tête et aussi parfois des palpitations.

*Prescription.* — 6 sangsues à l'apophyse mastoïde du même côté. — Purgatifs, petit-lait. Diurétiques, chiendent et nitrate de potasse.

## *Altération du milieu.*

Les parois des vaisseaux peuvent, à l'état normal, soutenir l'effort du sang, mais la résistance qu'elles opposent serait souvent insuffisante, si elle n'était augmentée par le milieu, qui exerce sur eux une pression variable, selon que celui-ci est plus ou moins consistant.

D'après cela, il est facile de comprendre que, moins le vaisseau est recouvert, plus il est exposé à se rompre. Dans les cavités closes, et l'œil est dans ce cas, les liquides renfermés dans l'intérieur exercent une compression qui fait que les vaisseaux sont moins exposés à la rupture que ceux qui sont superficiels et à peine recouverts par la muqueuse. Il est vrai que, lorsqu'on ouvre subitement cette cavité, les vaisseaux, perdant subitement cette force qui les maintenait, se dilatent et même peuvent se rompre. Ce phénomène s'observe à la suite de certaines opérations qui sont suivies d'une diminution brusque de la tension intra-oculaire, c'est-à-dire après la paracentèse, et mieux encore après l'iridectomie, que l'on pratique dans les affections hydrophthalmiques, mais surtout dans le glaucome.

Toutes les altérations capables de modifier la trame de la rétine diminuent aussi la résistance qu'elle peut opposer aux vaisseaux et constituent, par suite, une cause prédisposante aux hémorrhagies rétiniennes.

Le corps vitré exerce normalement une certaine compression sur les vaisseaux. Dès que celui-ci perd de sa consistance, si toutefois son ramollissement ne coïncide pas avec une augmentation de tension intra-oculaire, il augmente considérablement les chances d'hémorrhagies.

Des hémorrhagies rétiniennes s'observent, avons-nous dit, après l'iridectomie que l'on pratique dans le glaucome. Ces épanchements présentent les mêmes caractères que ceux qui reconnaissent pour cause une exagération de la tension intra-oculaire, si bien que lorsqu'on observe des hémorrhagies sur un œil glaucomateux, après qu'on a fait une iridectomie, il est impossible de dire si elles existaient au moment de l'accès, et si elles sont dues à l'exagération de pression, ou bien si elles reconnaissent pour cause la diminution de pression qui a suivi l'opération.

On comprend que, dans un œil glaucomateux, l'évacuation brusque de l'humeur aqueuse favorise une dilatation très-grande des veines, au point de provoquer leur rupture.

Il est certaines conditions qui favorisent singulièrement cette complication. En effet, on peut dire que l'hémorrhagie est d'autant plus probable:

Que l'œil sur lequel on pratique l'opération se trouve malade depuis longtemps, auquel cas les vaisseaux sont devenus très-dilatés, variqueux, et par suite moins résistants;

Qu'il y a une altération plus ou moins grande du parenchyme de la rétine;

Enfin, qu'il existe une lésion des parois des vaisseaux.

Ces hémorrhagies, placées sur le trajet des veines, sont arrondies et s'observent souvent autour de la papille. Cette cause provoque le plus fréquemment des hémorrhagies choroïdiennes qui se produisent surtout dans les régions périphériques. Ces hémorrhagies constituent en général une complication de

peu d'importance, car elles disparaissent en quelques jours.
Du reste, on peut les éviter en suivant les préceptes de M. de
Graefe.

Lorsqu'on fait l'opération, il engage l'opérateur à ne retirer que très-lentement le couteau, afin que l'humeur aqueuse
s'écoule peu à peu. Puis il recommande, après l'opération,
l'application d'un bandage compressif. On doit surtout se
conformer à ces règles lorsqu'on pratique l'iridectomie dans
le glaucome consécutif à la scléro-choroïdite postérieure. Alors
l'hémorrhagie est encore bien plus à redouter. En outre, elle
est toujours très-abondante, parce que la rupture se produit
dans les vaisseaux choroïdiens.

*Altération du vaisseau.*

1° PRIMITIVE. — *Artério-sclérose.* — Cette altération est
d'une grande importance et constitue, à notre avis, une des
causes fréquentes d'hémorrhagies rétiniennes. C'est grâce à
des travaux récents publiés sur cette question que l'on connaît aujourd'hui très-bien cette modification du vaisseau qui
joue un aussi grand rôle dans la production des hémorrhagies.

Ces altérations, souvent localisées dans les gros vaisseaux,
peuvent aussi se généraliser au point d'être manifestes dans
toutes les artères. Elles s'observent le plus souvent dans le cerveau, mais il n'est pas rare de les voir apparaître dans les
artères de la rétine.

Les différentes tuniques des artères peuvent s'enflammer
chroniquement; l'inflammation de l'interne est de beaucoup
la plus fréquente, c'est elle qui constitue l'endartérite chronique ou déformante de Virchow, dont les opinions sur la
nature et le processus de ces altérations sont généralement
admises.

L'artéro-sclérose s'observe surtout à un âge avancé, et
quand on la constate chez des personnes jeunes, on doit en
chercher la cause dans l'alcoolisme.

Le processus de cette altération doit nous arrêter un instant. Il se produit d'abord une tuméfaction de la membrane interne, puis une prolifération des cellules de la tunique interne formant des nodosités qui constituent les plaques laiteuses, plaques qui, selon le degré de consistance des nodosités, sont dites gélatineuses ou cartilagineuses.

Après cette première période la graisse, sous forme de gouttelettes ou de granulations, se dépose dans les cellules, qui finissent par se rompre et le contenu graisseux s'épanche dans une cavité anormale. A ce moment la plaque laiteuse prend une teinte jaunâtre caractéristique de la pustule athéromateuse. L'épithélium s'altére à son tour, et cette bouillie athéromateuse s'épanche dans la cavité du petit vaisseau. Cette terminaison de l'endartérite n'est pas constante, et dans certains cas cette bouillie reste dans la cavité, ou il se dépose des phosphates ou carbonates de chaux, qui constituent les plaques calcaires. Enfin le contenu graisseux peut se résorber.

La membrane moyenne s'épaissit, devient friable, se ramollit, puis peu à peu perd ses attaches avec la membrane interne qui finit par se perforer et laisser passer le sang (lésion de canalisation du Rokitanski), ou bien elle peut s'atrophier ou encore subir la dégénérescence graisseuse. Ainsi altérée, elle n'offrira plus au choc du sang qu'une résistance impuissante, et il se formera un anévrysme mixte externe.

La membrane externe peut résister ; mais, si avant sa dilatation, elle a déjà subi une certaine altération, elle se rompt à son tour et donne lieu à des hémorrhagies : tel est le mécanisme.

Cette cause doit être considérée comme prédisposante. En effet, la rupture du vaisseau se fait bien difficilement si une nouvelle cause n'intervient pas ; mais, tandis que les membranes interne et moyenne sont rompues, que l'externe est légèrement ramollie, s'il survient à ce moment une influence quelconque déterminant une contraction exagérée du cœur qui augmente la tension artérielle, la rupture se produira.

Dès que les propriétés d'élasticité, de contractilité des artères viennent à être lésées, il se produit des troubles circulatoires et en outre des modifications dans la forme et la résistance du vaisseau. — Dans le fond de l'œil, où cette affection n'est pas très-rare, il est facile de suivre toutes ces modifications. — On voit d'abord les vaisseaux dont le trajet est moins direct qu'à l'état normal se replier sur eux-mêmes et décrire des flexuosités en plus ou moins grand nombre. — Les parois des vaisseaux paraissent manifestement altérées. Elles ne sont plus uniformes, épaissies, rugueuses, dans certains points, interrompues au contraire dans d'autres points, et à ce niveau le vaisseau présente un très-petit calibre ; de plus, dans le voisinage de ces interruptions, on aperçoit des hémorrhagies et des taches graisseuses. Le vaisseau exsangue n'a plus son aspect rosé, mais il est pâle et présente une teinte jaunâtre.

Cette altération n'apparaît pas toujours de la même manière. Tantôt la lésion est généralisée, et alors toutes les branches de l'artère centrale de la rétine présentent les caractères indiqués plus haut et s'accompagnent d'épanchements nombreux et de plaques jaunâtres placées dans le voisinage des ruptures vasculaires, ou bien elle est localisée à une seule branche (voir obs. VIII), et alors les autres branches peuvent présenter une diminution variable de volume et de longueur.

Le siége des hémorrhagies est variable. Dans les quelques observations d'hémorrhagies rétiniennes publiées par Hulke (1) et qu'il a rattachées à une altération de la paroi vas-

_________

(1) Cas d'hémorrhagies intra-oculaires (Med. Times and Gaz., 4 octobre 1862).

culaire, les épanchements étaient situés quelquefois non loin de la macula, mais le plus souvent dans le voisinage de la papille, ou bien encore sur la papille même qu'ils recouvraient entièrement.

Lorsque l'hémorrhagie reconnaît pour cause une altération de la paroi artérielle, on comprend très-bien que, sous l'influence d'une exagération de la tension artérielle, il se produise une rupture vasculaire dans les deux yeux et par suite une apoplexie des deux rétines qui peut être symétrique ; Dixon (1) en a cité un cas. L'hémorrhagie était exactement située au-dessous de la tache jaune et dans les deux yeux.

OBSERVATION VIII.

M<sup>me</sup> P..., âgée de 59 ans, demeurant à Orléans, se présente à la Clinique le 18 septembre 1869.

Elle se plaint de troubles de la vue de l'œil gauche depuis 5 mois. Jusqu'alors vue très-bonne. Elle raconte qu'à cette époque, pendant une course qu'elle fit le matin de très bonne heure elle eut très-froid à la tête et cette sensation de froid fut si forte qu'à son retour elle dut entourer sa tête de linges chauds pour la réchauffer.

Quelques jours après, environ une semaine, la malade s'aperçut qu'elle n'y voyait plus de cet œil. Elle ne pouvait plus voir les traits d'une personne, et par suite la reconnaître. C'est à peine si elle entrevoyait sa main et encore n'y arrivait-elle qu'à la condition de la rapprocher beaucoup.

Depuis cette époque la vue de cet œil n'a pas changé.

Elle n'a, dit-elle, suivi aucun traitement.

Interrogée sur son état général elle déclare se bien porter et n'avoir constaté aucun changement dans sa santé, si ce n'est que depuis quelque temps elle se fatigue plus vite lorsqu'elle travaille.

Son appétit a un peu diminué et elle a, dit-elle, quelquefois un peu de diarrhée.

Nous n'avons pas constaté de troubles de la fonction cardiaque, pas de bruit de souffle ni au niveau du cœur ni sur le trajet de l'aorte.

Enfin nous n'avons rien trouvé pouvant nous faire admettre une altéra-

(1) Apoplexie symétrique des deux rétines (Med. Times and Gaz., 6 et 23 juin 1860).

tion célébrale. Elle ne présentait aucun trouble des fonctions intellectuelles, de plus sa mémoire n'avait pas diminué.

A la lumière naturelle pas plus qu'à l'éclairage oblique on n'aperçoit aucune altération dans l'hémisphère antérieur du globe oculaire. La cornée est saine, transparente, la pupille quoique un peu plus dilatée que l'autre, est noire, contractile.

L'examen ophthalmoscopique nous révèle la présence d'une hémorrhagie qui commence près de la papille et se prolonge vers la périphérie en suivant une direction à peu près transversale.

En faisant regarder la malade en dehors on continue à voir l'hémorrhagie, mais sans pouvoir atteindre la limite. On se décide alors à dilater la pupille afin de mieux juger de l'étendue de l'hémorrhagie.

La dilatation obtenue, il est facile lorsqu'on fait diriger le regard de dedans en dehors jusqu'à l'extrême abduction de voir de l'épanchement se terminer à l'équateur.

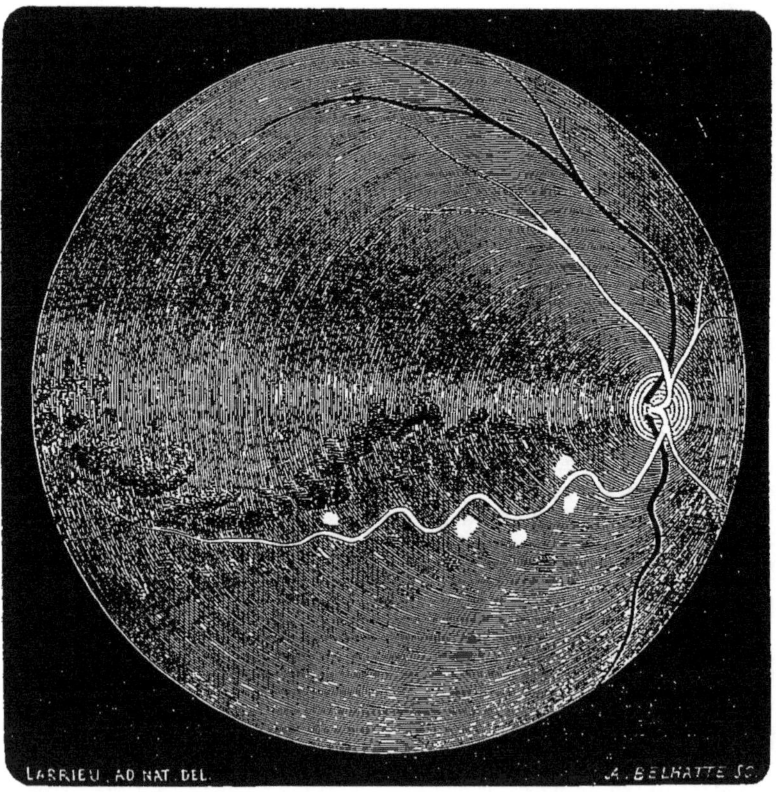

Cet épanchement composé d'une série d'ecchymoses très-rapprochées les unes des autres se présente sous la forme d'une traînée sinueuse dont la première moitié décrit une courbe à convexité en haut, la moitié externe au contraire une cavité en bas. Cet épanchement suivait dans toute sa longueur le trajet d'une artère qu'il était facile de reconnaître à son double contour.

Cette branche artérielle ne présentait plus ni sa longueur ni sa direction normale. Manifestement allongée, elle décrivait une série de contours et les flexuosités allaient en diminuant vers l'extrémité périphérique du vaisseau.

Celui-ci était pâle, d'une teinte jaunâtre. Les parois étaient manifestement altérées, épaissies, rugueuses en certains points, présentaient çà et là quelques interruptions. A ce niveau le vaisseau était manifestement aminci; on voyait en outre à une très-petite distance de ces points des hémorrhagies et des plaques graisseuses.

C'est surtout dans la première portion, dans la portion très-tortueuse du vaisseau qu'existaient les interruptions indiquant la rupture vasculaire qui avait dû se produire dans tous ces points. La gravure n'a que très-imparfaitement reproduit ces différentes altérations dans les parois vasculaires.

Le vaisseau devenu filiforme vers son extrémité périphérique ne pouvait être suivi jusqu'à la limite de l'épanchement. Dans cette région on voyait des ecchymoses nombreuses disséminées, très-petites, bien moins volumineuses que celles qui étaient situées dans la première moitié au delà de la première moitié de l'hémorrhagie on aperçoit une extrémité de vaisseau, il est probable que c'est là l'extrémité d'une ramification de la grande branche artérielle et nous pensons que la première moitié de l'hémorrhagie a dû se produire sur le trajet de cette ramification.

La papille est sensiblement normale. Les autres branches artérielles n'offrent pas d'altérations manifestes, mais elle semblent avoir diminué de calibre et il est presque impossible de les suivre jusqu'à la périphérie.

Les veines sont légèrement augmentées de volumes, celle de la partie inférieure (image renversée) est plus large, plus tortueuse.

Les artères de l'autre œil semblaient un peu plus flexueuses qu'à l'état normal, mais on ne constatait pas de rupture et par suite d'hémorrhagie. Du reste l'acuité était très-bonne et la malade voyait parfaitement de cet œil.

Cette observation est très-intéressante parce qu'elle constitue une des formes rares de l'affection.

Nous voyons en effet que l'artério-sclérose est parfaitement localisée à une seule branche.

On n'observe pas dans les autres points la moindre trace d'altération des parois ; celles-ci ne préssntent point cet état flexueux, caractéristique en quelque sorte de l'affection qui nous occupe.

Lorsque l'affection est généralisée, il est facile de la reconnaître, car les artères athéromateuses, qui sont superficiellement placées, présentent à la palpation la sensation d'un tube résistant, le phénomène est surtout manifeste aux radiales.

Dans notre cas, l'examen le plus minutieux ne nous a pas permis de reconnaître une modification de structure de ces vaisseaux. Devons-nous conclure après cela que l'artériosclérose est simplement bornée à ce point? Nous ne le pensons pas, malgré l'absence de troubles des fonctions intellectuelles, et nous croyons qne cette lésion existe dans le cerveau. D'ailleurs, les symptômes auxquels cette altération donne lieu ne se manifestent guère que lorsque l'athérome existe déjà sur différents points du système artériel.

Nous sommes en droit de croire que, chez notre malade, l'altération athéromateuse est encore peu étendue. Quoique la constatation de cette altération n'ait pu être faite, la lésion type observée dans le fond de l'œil ne laisse pas de doute sur la nature de l'affection qui a produit cette hémorrhagie rétinienne.

### OBSERVATION IX.

M^me B..., âgée de 67 ans, demeurant boulevard de l'Hôpital, vient à la Clinique, le 20 janvier 1869.

Elle déclare ne plus voir de l'œil gauche, elle raconte qu'il y a sept jours, à la suite d'une quinte de toux très-violente, il lui est arrivé de perdre subitement la vue de cet œil. Depuis lors pas de changement ; dans ce moment elle ne peut distinguer les objets.

Les premiers jours elle voyait, dit-elle, tous les objets colorés en jaune, aujourd'hui ils lui paraissent plus foncés, de couleur café, brun verdâtre.

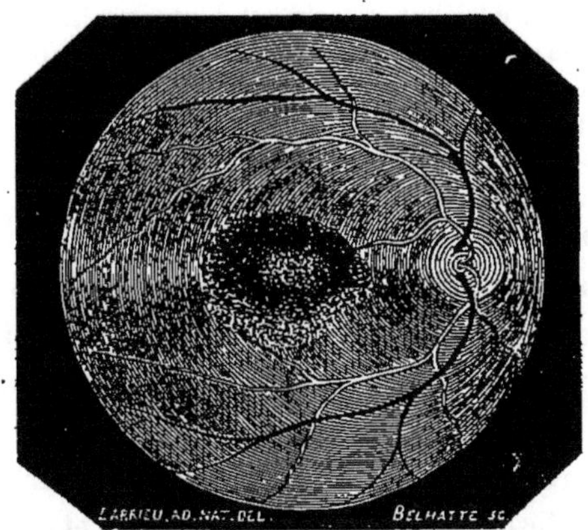

Dans l'examen du champ visuel on s'aperçoit que la vision centrale est abolie; on obtient deux zones, l'une centrale où la perception n'existe pas, l'autre excentrique où la perception est nette. Si on place la craie dont on se sert pour délimiter le champ visuel sur un tableau, dans la zone centrale elle n'est pas perçue.

On procède ensuite à l'examen ophthalmoscopique. La papille est normale, les vaisseaux ne présentent rien de particulier; mais on aperçoit une hémorrhagie rétinienne dans la région de la macula. Cette hémorrhagie étendue en nappe, de forme arrondie, à bords très-nets, présente une étendue deux fois plus grande que celle de la papille.

On cherche la cause de cette hémorrhagie dans une maladie de cœur; mais l'examen de cet organe, fait avec le plus grand soin, ne permet pas de découvrir le moindre signe d'une affection cardiaque.

Il existe de l'emphysème pulmonaire. On croit à une altération des vaisseaux quoiqu'on n'arrive pas à la constater.

*Prescription.* Purgatifs répétés, vésicatoires à la tempe. Eau de Vichy. (Lardy.)

Le 29 janvier. L'épanchement n'a plus le même aspect, les bords se résorbent peu à peu, ils sont moins accusés, plus pâles. La limite primitive commence à disparaître et l'hémorrhagie prend une forme ellipsoïde. Le centre n'a pas subi de modification sensible.—Limonade sulfurique.

3 mars. La modification s'accentue de plus en plus; toute la tache a perdu sa coloration rouge et présente une teinte légèrement jaunâtre. La périphérie du foyer, en partie résorbée, présente une teinte jaune orangé. Sa forme est devenue triangulaire. On examine de nouveau le champ visuel, il est facile de constater que l'étendue de la zone centrale a diminué. De plus, lorsqu'on place la craie dans ce point elle est perçue, mais elle apparaît à la malade diffuse et colorée en jaune-roux.—Vésicatoires à la tempe.

1ᵉʳ avril. Le coagulum sanguin a considérablement diminué, il n'a plus cette teinte foncée du début, la tache est devenue grisâtre. L'épanchement provenait d'une ramification artérielle. La malade dit qu'elle commence à voir un peu de cet œil. Avec le verre $+ \frac{1}{10}$ elle lit le nº 8 de Jaeger.

Le 11. La tache a pris une teinte d'un gris blanchâtre. La malade déclare qu'elle voit mieux, mais la vue de cet œil est encore un peu trouble. Cependant avec $+ \frac{1}{10}$ elle peut lire le n. 5 de Jaeger.

La malade n'est plus retournée.

*Anévrymes miliaires.* — Comme conséquence des dégénérescences des parois des artères, il faut citer cette altération remarquable, désignée sous le nom d'*anévrysmes des petites artères*, ou *anévrysmes miliaires*. Bien connue aujourd'hui, depuis les remarquables travaux de MM. Bouchard et Charcot (1), cette lésion a d'abord été constatée et étudiée dans les petites artères du cerveau.

Plus tard, M. le Dʳ Liouville (2), ancien interne très-distingué des hôpitaux de Paris, a le premier fait voir par quelques observations très-intéressantes que cette lésion anévrysmale, que l'on croyait simplement localisée dans le cerveau, se rattachait à une altération du système artériel tout entier, et par suite, pouvait exister dans les différents points du corps. Cette recherche a été faite surtout dans la rétine, qui a présenté des lésions vasculaires analogues à celles du cerveau. J'ai pu voir très-nettement cette altération du vaisseau rétinien dans quelques préparations très-belles faites par M. Liouville. On constate sur le trajet des vaisseaux quelques dilatations ampullaires très-marquées. Dans d'autres points cette dilatation est moins prononcée ; néanmoins, on voit que les parois de l'artère ne suivent plus une direction uniforme et présentent une série de légers renflements qui donnent à l'artère l'aspect d'un chapelet.

D'autres observations publiées sont venues confirmer les assertions de M. Liouville.

En janvier 1869, un nouvel exemple de généralisation de

(1) Archives de Physiologie, 1868.
(2) Thèse du docteur Paris, 1870.

lésion anévrysmale était présenté par MM. Bouchereau et Magnan (1) à la Société de biologie. Il était facile de constater, en même temps que que les dilatations anévrysmales dans le cerveau, des hémorrhagies rétiniennes avec anévrysmes miliaires de la rétine.

Enfin, M. Liouville, en collaboration avec M. Charcot, a recueilli une troisième observation très·intéressante. Il s'agit d'une femme âgée de 72 ans, qui a succombé à la suite de petites attaques apoplectiformes. Il a trouvé à l'autopsie une quantité inombrable d'anévrysmes miliaires s'accompagnant presque tous de petits épanchements dans l'encéphale et aussi dans d'autres points du corps (péricarde, mésentère, région cervicale, carotide). Ils étaient aussi très-manifestes dans les deux rétines.

Toutes ces recherches avaient été faites à l'autopsie. Il n'a pas été publié d'observation où la lésion ait été vue sur le vivant. J'ai eu la bonne fortune d'observer, il y a peu de jours, à la clinique de mon maître, M. Sichel, un cas d'hémorrhagies rétiniennes se rattachant à cette altération du vaisseau. Quoique l'examen nécropsique n'ait pas complété cette observation, nous croyons devoir rattacher ces hémorrhagies à cette forme spéciale d'altération vasculaire.

Dans ce cas, la lésion du fond de l'œil au point de vue du diagnostic de la cause générale, n'offrait qu'un intérêt secondaire, car tous les symptômes généraux accusés par le malade ne laissaient pas de doute sur l'altération du cerveau. Mais l'attention était éveillée sur ce fait; peut-être plus tard l'ophthalmoscope pourra-t-il rendre des services cliniques, en permettant de reconnaître d'abord cette lésion à l'ophthalmoscope.

Plusieurs observations seraient nécessaires pour tracer une symptomatologie complète de cette forme d'hémorrhagies et de la lésion dont elles dépendent. Cependant, en nous basant

(1) Mémoires (Société de Biologie), 1869.

sur l'observation **rapportée plus loin,** nous allons indiquer
les caractères de l'altération que nous avons observée.

Les vaisseaux sont manifestement modifiés. Tandis qu'à
l'état normal les artères suivent une direction assez rectiligne,
ici, au contraire, elles décrivent des sinuosités moins prononcées, sans doute, que dans le cas d'artério-sclérose que nous
rapportons, mais cependant très-manifestes. De plus, le diamètre du vaisseau n'est plus partout le même. Si on suit avec
soin une artère, on peut se convaincre que son calibre n'est
pas uniforme et que certains points présentent un diamètre
plus grand. Au niveau de la plupart de ces dilatations, on
trouve une petite apoplexie du volume de la tête d'une épingle,
située sur le vaisseau lui-même, qu'elle déborde un peu de
chaque côté et qui ne permet plus de voir à ce niveau le double contour de la paroi. La coloration du vaisseau en quelques points, principalement ceux qui avoisinent les hémorrhagies, présente une teinte plus pâle. Enfin on aperçoit,
non-seulement au niveau des artères, mais encore dans tout
le segment postérieur de l'œil, des hémorrhagies pointillées,
dont le volume, sans être uniforme, diffère peu.

### OBSERVATION X.

M. S..., âgé de 72 ans, cordonnier, rue Lalande, 14, à Plaisance, vient
à la Clinique, le 4 mai 1870.

Il se plaint du trouble de la vue de l'œil droit remontant à huit jours.
Il se présente déjà depuis quelques années, il y a environ sept ou huit
ans, des étourdissements fréquents, des vertiges et en même temps des
fourmillements dans les membres.

A partir de cette époque, il est devenu de plus en plus faible. Il y a
deux ans, il est survenu peu à peu une hémiplégie du côté gauche. Loin
de s'améliorer, son état s'est aggravé de plus en plus et aujourd'hui il
présente tout le cortége de symptômes que l'on observe en pareil cas. En
même temps que son hémiplégie, on constate un embarras de la parole,
une surdité à peu près complète du côté gauche, des fourmillements très-
prononcés dans tous le corps, un affaiblissement de l'intelligence et une
perte très-grande de la mémoire. Il est pris, dit-il, d'un besoin irrésistible
de dormir après qu'il a mangé. Il a parfois de la diarrhée; enfin il accuse
des évacuations involontaires et de l'incontinence d'urine.

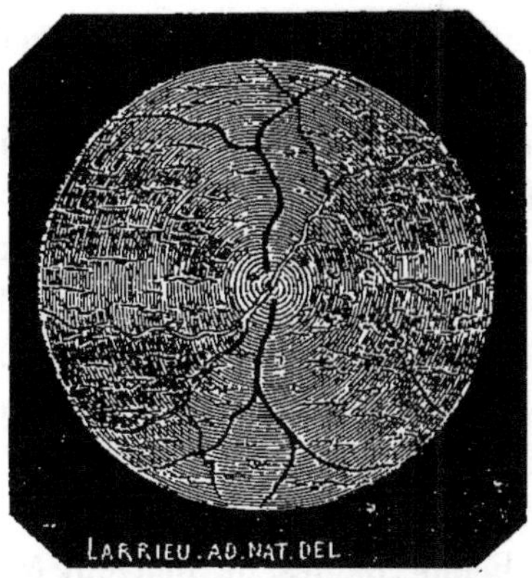


Il n'y a que huit jours que sa vue est devenue trouble de l'œil droit, alors seulement il s'est aperçu qu'il ne voyait plus de l'œil gauche; photophobie intense. Il peut à peine se conduire de cet œil, avec $+ 1/8$ il lit le n° 19 de Jaeger.

A l'éclairage latéral ou trouve un trouble commençant du cristallin. Le corps vitré n'a plus sa transparence normale, il renferme quelques petits corpuscules flottants. La rétine est parsemée de petites hémorrhagies. La papille est hyperémiée et présente quelques ecchymoses. Les veines sont volumineuses, flexueuses. Les artères sont sinueuses; examinées à un fort épanchement, on voit que leurs contours ne sont plus uniformes, semblent interrompus dans quelques points. Elles sont plus pâles et même dans certains point paraissent exsangues. Il est facile d'observer sur leur trajet de très-petits épanchements situés sur le vaisseau lui-même que dissimule à ce niveau le double contour de l'artère. D'autres apoplexies très-fines pointillées sont disséminées dans tout le segment postérieur de l'œil, mais elles sont surtout nombreuses dans le voisinage des artères.

Œil gauche. Opacité commençante du cristallin; on trouve à l'ophthalmoscope une papille blanche, excavée au centre, des vaisseaux très-petits, en un mot tous les caractères d'une dégénérescence atrophique de la papille à la dernière période.

Avec de semblables modifications dans les artères, ces apoplexies nombreuses, pointillées, disséminées dans tout le segment postérieur de l'œil, évidemment artérielles, puisqu'elles se montrent surtout sur le trajet même ou non loin des vaisseaux à sang rouge, doivent naturellement être rattachées à ce mode particulier d'altérations des artères dont nous venons de parler. Du reste, si les signes objectifs du fond de l'œil laissaient quelque doute sur cette interprétation, les symptômes généraux accusés par le malade suffiraient pour faire le diagnostic. En effet, le malade est atteint d'une affection ancienne du cerveau qui reconnaît pour cause cette même altération du vaisseau, si bien décrite par MM. Bouchard et Charcot. Rien d'étonnant, par suite, qu'il existe dans les artères de la rétine, chez ce malade, une altération en tout semblable à celle des artères du cerveau, c'est-à-dire des anévrysmes miliaires.

De plus, ces hémorrhagies ne peuvent être rapportées à une autre lésion. En effet, dans les autres altérations du vaisseau, il se produit des ruptures plus brusques, plus étendues, qui donnent lieu, par suite, à des hémorrhagies plus considérables.

Il n'était pas douteux qu'on ne fût en présence d'un cas de généralisation d'anévrysme miliaire, comme en a cité M. Liouville. On n'a pas trouvé d'hémorrhagie à l'autre œil, parce qu'il s'était produit dans celui-ci une dégénérescence atrophique de la papille, dont le début remontait à l'époque de l'hémiplégie. L'altération de l'artère existe certainement ; mais la diminution de vascularisation par suite de l'atrophie explique qu'il ne se soit pas produit de ce côté de rupture vasculaire.

*Dégénérescence graisseuse.* — L'athérome n'est pas la seule altération qui puisse atteindre le vaisseau ; celui-ci peut subir la dégénérescence graisseuse, altération bien différente de la précédente. Il peut en effet se produire une infiltration par la graisse des parois vasculaires, sans que celle-ci s'accompagne d'une inflammation quelconque. Les granulations graisseuses, en se déposant dans la membrane interne, forment des stries qui peu à peu se réunissent pour former des foyers de plus en plus larges. Elles envahissent toute l'épaisseur de la membrane interne et constituent de véritables couches stéatomateuses. — Ce mode d'altération s'observe surtout dans les petits vaisseaux, d'où il s'étend dans les capillaires. Cette dégénérescence peut gagner l'élément musculeux de la tunique moyenne, et puis enfin l'élément élastique. La tunique celluleuse est peu modifiée.

Tantôt les points infiltrés de graisse, surtout ceux de la tunique moyenne, sont envahis par des dépôts calcaires; tantôt, au contraire il se produit par l'atrophie de la tunique musculaire, comme à la suite de l'athérome, des anévrysmes miliaires, disposition très-favorable pour les hémorrhagies. Il est toujours bien difficile de dire si ces altérations sont le résultat d'une dégénérescence ou bien d'une endartérite chronique ; aussi le diagnostic est-il à peu près impossible. Dans l'observation d'embolie de l'artère centrale de la rétine, avec autopsie, dont nous avons déjà parlé, qui va être publiée par mon maître, M. Sichel, on a trouvé une dégénérescence graisseuse des vaisseaux, qui était surtout très-marquée dans les artères postérieures et les capillaires de la base du cerveau.

*Anévrysme de l'artère centrale de la rétine.* — Maladie fort rare, qui n'a été reconnue qu'une fois sur le vivant. Cette observation a été recueillie sur une femme par M. Sous, de Bordeaux (1).

La tumeur occupait les deux tiers inférieurs du disque de la papille, qu'elle débordait un peu (image renversée). Plus volumineuse en haut, elle diminuait brusquement de volume en bas, pour se continuer avec une artère de la rétine. On la voyait exécuter des mouvements alternatifs de contraction et de dilatation. On constatait, en outre, que la dilatation coïncidait avec la contraction des ventricules du cœur. Enfin, les autres artères de la rétine étaient filiformes. Il existait aussi un léger œdème dans la portion de la rétine qui avoisinait la tumeur en bas.

(1) Annales d'oculistique, t. LIII; 1865.

2° Consécutive *à une altération du sang*. — On a longtemps considéré les hémorrhagies qui surviennent dans les
maladies consomptives, dans les cachexies, comme étant le
résultat d'une altération du sang ; mais on ne doit accorder
qu'un rôle bien indirect à cette modification du sang, et on
admet que la cause principale doit être rapportée à une lésion
de la paroi, dont la nutrition devient imparfaite, et à l'affaiblissement de la contractilité musculaire qui survient à la
suite des maladies de longue durée s'accompagnant d'un état
adynamique considérable. Cette diminution de la contractilité amène une dilatation exagérée des vaisseaux, et la résistance des parois se trouve par suite doublement diminuée,
sans toutefois arriver à la rupture ; mais s'il survient à ce
moment une augmentation de la tension, les vaisseaux éclatent et l'hémorrhagie se produit.

Une hyperémie prononcée des vaisseaux de la rétine, avec
œdème plus ou moins accusé, suivie de trouble de la vue,
n'est pas rare à observer chez les anémiques dans les cachexies. A un degré plus fort, l'hyperémie peut s'accompagner d'hémorrhagies. Cependant nous devons dire que, si les
hémorrhagies intra-oculaires s'observent quelquefois, celles
de la rétine sont assez rares, ou du moins on trouve peu d'observations publiées sur ce sujet. Cela tient peut-être à ce qu'on
a souvent négligé l'examen ophthalmoscopique dans les cas
d'amauroses survenant après des affections de longue durée.
Aussi, quelle que soit la cause de l'anémie, que celle-ci pro-
vienne d'une perte de sang abondante, d'une alimentation
insuffisante ou malsaine, s'il survient des troubles de la vue,
on doit songer à des hémorrhagies rétiniennes, et, par suite,
ne pas oublier de procéder à l'examen ophthalmoscopique.

Il a été parfois observé des hémorrhagies intra-oculaires
dans le *scorbut*, le *purpura ;* mais il a n'a été publié qu'un cas
d'hémorrhagie rétinienne par M. Arlt, de Vienne. Un en-
fant de 14 ans, atteint de purpura, a présenté de petites hé-

morrhagies rétiniennes multiples qui ont disparu, ainsi que la maladie, par les toniques, etc.

Les troubles de la vue qui surviennent dans la convalescence des maladies graves et de longue durée reconnaissent la même cause. Les amauroses signalées dans les *fièvres typhoïdes, typhus, fièvre éruptive à forme hémorrhagique,* sont dues aussi à des épanchements sanguins. Caron du Villards (1), dans une épidémie de typhus en Italie, a constaté à l'autopsie des hémorrhagies choroïdiennes.

Le D⁣ʳ Danthon (2) rapporte un cas, observé à la clinique de M. Desmarres, d'hémorrhagies rétiniennes disséminées dans les deux rétines, survenues dans la convalescence d'une fièvre typhoïde.

On a constaté aussi des hémorrhagies de la rétine chez des cachectiques. Follin (3) en rapporte un cas chez un sujet atteint de *cachexie cancéreuse.* Il a présenté en même temps, à la Société de Biologie, le dessin dans lequel on voyait, tout autour d'un petit caillot situé dans l'intérieur d'un vaisseau, une foule de petites ecchymoses disséminées dans la rétine. Ces hémorrhagies arrivent dans les derniers temps de la cachexie et s'accompagnent de troubles visuels qui bientôt disparaissent, et la vue redevient normale.

Follin, les rapprochant de celles que l'on observe dans l'encéphale des mêmes sujets, les considérait comme l'expression particulière du cancer ; mais cette opinion ne saurait être admise. Elles dépendent d'une dégénérescence de la paroi par suite d'un défaut de nutrition et d'une diminution très-grande de la contractilité due elle-même à l'affaiblissement extrême. Ce qui justifie cette manière de voir, c'est le moment d'apparition de ces hémorrhagies. On a, en effet, observé

(1) Traité des maladies des yeux, 1838.
(2) Thèse, 1866. Essai sur les hémorrhagies intra-oculaires.
(3) Gazette médicale, n⁣ᵒ 52 ; 1862.

qu'elles apparaissent très-tard, à une période très-avancée de la cachexie, c'est-à-dire au moment où l'affaiblissement est considérable.

Du reste, cet accident peut se présenter dans toutes les cachexies, et il n'est pas douteux pour nous, quoique l'examen ophthalmoscopique n'ait pas été fait, que ce ne soit là, sinon toujours, du moins dans la majorité des cas, la véritable cause des troubles de la vue que l'on observe dans les cachexies paludéennes, par exemple.

Dans l'*hémorrhaphilie*, nous ne trouvons qu'un cas d'épanchement de la rétine, observé par M. Galezowski(1), au service de Trousseau. Des épanchements assez volumineux étaient répandus dans les deux rétines.

*Leucémie.* On a observé des hémorrhagies rétiniennes dans la leucémie. M. Liebreich a le premier signalé le trouble oculaire qui accompagne souvent cette maladie et en a fait une forme nouvelle de rétinite qu'il a appelée rétinite leucémique. Cette affection est rare ; néanmoins il en a signalé quelques cas. L'examen ophthalmoscopique nous révèle les modifications suivantes:

Le fond de l'œil est pâle ; la papille décolorée, et autour d'elle la rétine est légèrement grisâtre et striée. Les artères sont moins accusées et les veines volumineuses, tortueuses, plus colorées, presque bleues ; sur le trajet des veines on voit des extravasations sanguines d'un rose pâle.

On aperçoit quelques points brillants dans la macula et en même temps de petites taches arrondies brillantes disséminées vers les parties équatoriales.

Dans cette affection générale des hémorrhagies nombreuses apparaissent dans les différents points du corps, aussi n'est-il pas surprenant d'en voir se produire dans la rétine.

(1) Annales d'oculistique, t. XLIX, p. 95.

Ces hémorrhagies qu'il faut rattacher à une cause mécanique sont dues au ralentissement ou à la suppression de la circulation capillaire dans certains points : c'est ce qui arrive lorsque le nombre des globules blancs est devenu trop considérable ; ceux-ci s'accumulent et augmentent la tension au point de déterminer la rupture des vaisseaux. Ce fait a été signalé par MM. Olivier et Ranvier (1) puis par M. Damaschino (2).

On peut encore observer des thromboses par suite du ralentissement ou de l'arrêt de la circulation.

*Syphilis.* Les hémorrhagies sont rares dans la rétinite syphilitique. Dès le début de l'affection, il se produit une hyperémie veineuse bientôt suivie d'une transsudation dans les couches externes de la rétine.

Si on examine à l'ophthalmoscope, on aperçoit une opacité diffuse bleuâtre présentant une teinte plombée produite par l'infiltration autour de la papille.

Cette opacité n'entoure pas toujours complétement la papille, mais le plus souvent un segment seulement du fond de l'œil et envoie des traînées qui suivent la direction des vaisseaux. A un fort grossissement, on peut voir au niveau de l'opacité des stries rayonnant vers l'émergence des vaisseaux qu'elles recouvrent quelquefois, et qui sont dues au gonflement des fibres perpendiculaires. Les contours de la papille s'effacent bientôt et la papille elle-même disparaît dans cette opacité grisâtre. Ce fait n'est pas constant. Les veines sont plus dilatées, tortueuses ; si l'hyperémie augmente, elles deviennent plus larges, plongent çà et là, et on les voit former des coudes dans le tissu opaque de la rétine. Enfin elles se rompent et il se produit de petites hémorrhagies.

Ces hémorrhagies qui sont toujours veineuses sont le ré=

(1) Société de biologie, 1866.
(2) Société anatomique, 1868.

sultat d'une exagération de la tension veineuse produite elle-même par la gêne de la circulation. Deux conditions particulières favorisent la dilatation du vaisseau et finalement sa rupture : d'abord le ramollissement en quelque sorte des parois des vaisseaux, mais surtout la diminution de résistance du milieu par suite de l'œdème.

Cet accident ne s'observe qu'à la première période de la maladie ; plus tard en effet la dégénérescence atteint la rétine et la papille, et les vaisseaux eux-mèmes n'échappent pas à l'atrophie.

Comme l'altération siége le plus souvent dans les couches externes, il n'est pas rare de constater des altérations de la choroïde.

La marche de cette affection générale, très-longue et susceptible de nombreuses rechutes, guérit dans le plus grand nombre des cas et les hémorrhagies disparaissent sans laisser de troubles.

J'ai observé à la clinique de M. Giraud-Teulon un cas de ré_tinite syphilitique avec hémorrhagies rétiniennes. Les deux yeux étaient pris, mais à un degré moindre. Les hémorrhagies s'observaient à l'œil gauche qui avait été le premier atteint et aussi le plus malade. Elles étaient très-periphériques et ne pouvaient se voir qu'à la condition de faire regarder le malade fortement en haut.

On voyait à l'extrémité d'une ramification veineuse 4 ou 5 ecchymoses dont l'une d'elles était assez grande et de forme arrondie. Leurs contours paraissaient peu accusés comme estompés. Du reste l'affection était en voie d'amélioration. Le malade suivait déjà depuis un certain temps un traitement anti-syphilitique.

*Albuminurie.* — Les hémorrhagies sont un symptôme constant de la rétinite albuminurique.

Cette forme de rétinite constitue une forme de complication

assez fréquente de la maladie de Bright. Il est bien difficile de dire d'une façon précise dans quelle proportion elle se mani feste. D'après les statistiques les plus récentes, elle apparaîtrait en moyenne une fois sur six. — A quelle période de la maladie de Bright survient-elle? La rétinite ne se montre pas à une période déterminée de la maladie générale, elle apparaît le plus souvent, non pas au début, comme l'a prétendu Landouzy, mais à une époque assez avancée de l'affection rénale. Il arrive souvent que la maladie existe déjà depuis un temps assez long, sans que le malade en ait conscience, et ce n'est que plus tard qu'il appelle l'attention sur l'affection générale par les troubles oculaires qu'il signale. Les symptômes objectifs caractéristiques de cette forme de rétinite rendent le diagnostic facile.

Il est bien difficile de dire quelle est la forme de néphrite qu'elle accompagne. On croit généralement qu'elle coïncide avec cette forme de maladie de Bright qui est caractérisée par une dégénérescence granulo-graisseuse ou athéromateuse des petites artères et des capillaires du rein. Une altération analogue se manifeste dans les vaisseaux de la rétine.

Peut-être même est-elle sous la dépendance de la même cause, qui consisterait en un trouble de la circulation et par suite de la nutrition. Ces désordres se localisent dans la rétine à cause de son extrême délicatesse. Cette altération du vaisseau précéderait-elle les hémorrhagies? C'est là un point d'anatomie pathologique des plus controversés.

D'après quelques auteurs, MM. Virchow, Mackenzie, le point de départ serait dans une altération du sang caractérisée par une diminution d'albumine et une augmentation d'urée qui déterminerait une distension et finalement une rupture du vaisseau. S'il en était ainsi, les hémorrhagies devraient être constantes dans les cas d'urémies. Ces cas, au contraire, s'accompagnent de troubles oculaires passagers, sans lésion matérielle, tenant à l'intoxication, et analogues

quant à leur essence à l'amblyopie nicotienne, alcoolique et
saturnine.

De plus, ces mêmes auteurs ont admis que l'augmentation
de tension artérielle qui résulte d'une atrophie des reins détermine une hypertrophie du cœur (Traube), et cette nouvelle
cause, d'après eux, vient s'ajouter à la précédente pour produire des hémorrhagies rétiniennes. Mais comment admettre
que l'augmentation de tension artérielle, qui est une mani-
festation tardive de l'atrophie rénale puisse produire les hémorrhagies apparaissant dans les premiers temps de la maladie. De plus, l'atrophie rénale, ne s'observe que dans un
bien petit nombre de cas.

En somme, toutes ces causes ne peuvent en aucune sorte
rendre compte des hémorrhagies du début. Enfin ces mêmes
auteurs admettent que les dépôts sanguins épanchés dans la
rétine subissent la dégénérescence graisseuse et constituent
les taches blanches. Pour eux, les hémorrhagies sont l'altération première. Nous ne pouvons accepter cette manière de
voir.

D'abord, on a pu faire des examens de rétine au début, et
on a trouvé une infiltration graisseuse bien évidente, et pas
d'hémorrhagie. Le Dr Boussеau (1), dans sa thèse, cite deux
observations. Il a constaté dans les deux cas une infiltration
graisseuse dans les couches granuleuses externes et aussi une
altération bien manifeste des parois des vaisseaux, mais pas
d'hémorrhagie ; c'est à peine si dans le deuxième il a trouvé
quelques extravasations sanguines insignifiantes. — On sait
aujourd'hui que l'infiltration graisseuse apparaît dans les
couches granuleuses externes avant qu'il se produise une modification dans les couches des cellules et des fibres nerveuses.
Or, comme il n'y a pas de vaisseaux dans la couche granuleuse externe (Leber), on comprend difficilement qu'il puisse
s'y produire des hémorrhagies et que les dépôts blanchâtres

_______________

(1) Des rétinites secondaires.

que l'on aperçoit ne soient autres que des épanchements ayant subi la dégénérescence graisseuse. Comment admettre en outre que cette régression puisse s'effectuer aussi vite ? Il faut encore un temps assez long pour que cet épanchement passe par les différentes phases de la régression avant d'en arriver à cette période.

Pour toutes ces raisons, nous ne peuvons admettre une semblable manière de voir. Nous croyons plutôt qu'il se produit dans l'affection qui nous occupe un processus en tout semblable à celui que l'on observe dans l'hémorrhagie cérébrale. Les parois des vaisseaux devenues graisseuses offrent une moins grande résistance, se laissent distendre peu à peu et finissent par se rompre. Cette opinion me paraît la plus rationnelle.

En résumé nous rattachons les hémorrhagies à deux causes bien définies.

La première consiste dans une altération de la paroi des artérioles et des capillaires.

La deuxième est due à l'hypertrophie du cœur qu'on ne doit pas rattacher à l'atrophie rénale, puisqu'elle existe dans les premiers temps de la maladie, et cette dernière agirait comme cause adjuvante seulement. Elle serait insuffisante pour produire des hémorrhagies si les vaisseaux n'étaient pas préalablement modifiés.

Dans cette forme de rétinite on trouve en général des lésions complexes, intéressant plusieurs couches de la rétine.

Le point de départ de ces altérations est une hyperplasie du tissu cellulaire de la couche granuleuse moyenne. Cette hypertrophie du tissu conjonctif de la rétine, très-marquée autour de la papille, reste rarement limitée dans ce point, elle gagne la papille et peut même s'étendre dans le nerf optique. On voit alors la papille se tuméfier, devenir proéminente et même se développer sur les côtés, au point de refouler les couches externes de la rétine. (Schweigger). — Ce tissu de nouvelle formation ne tarde pas à comprimer à ce niveau les vaisseaux, et une transudation séreuse se produit autour de la papille. Les vaisseaux eux-mêmes n'échappent pas à ce mouvement hyperplasique. Il se produit une prolifération des noyaux, qui augmente considérablement l'épaisseur de leurs parois.

Bientôt des granulations graisseuses se déposent dans les éléments cellulaires de la couche granuleuse, et ces corpuscules de graisse se réunissent pour former de petites plaques blanches, d'un aspect brillant, situées sur un plan postérieur à celui des vaisseaux.

En même temps, la dégénérescence graisseuse atteint les éléments nouveaux de la tunique adventice des vaisseaux, et leurs parois, ainsi altérées, offrent une résistance moins grande à l'ondée sanguine, se distendent et finissent par se rompre; alors apparaissent les hémorrhagies.

Ce changement de structure survenu dans les artériolles se montre encore à un plus haut degré dans les capillaires, comme cela a été signalé par MM. Warlomont et Schweigger, et principalement dans les capillaires qui entourent la papille. Leurs parois, complétement infiltrées de graisse, sont inégales et présentent des dilatations avec un amincissement considérable à ce niveau. Dans quelques-uns de ces points on observe des ruptures.

Ces changements de la couche granuleuse sont bientôt suivis de quelques modifications dans les couches internes. Il se produit une hypertrophie du tissu cellulaire de la couche ganglionnaire et des fibres nerveuses. Celles ci s'hypertrophient, deviennent variqueuses. Müller a démontré que la sclérose est caractérisée par cet état variqueux des fibres nerveuses, et non par une augmentation des cellules nerveuses, comme l'a avancé Virchow. Les fibres sclérosées revêtent un éclat opalin et réfractent fortement la lumière.

Les capillaires voisins de ces parties sclérosées sont altérés; leurs parois frappées de dégénérescence graisseuse se rompent et donnent naissance à de très-petits épanchements.

L'altération des fibres nerveuses reste en général limitée et se présente sous la forme de taches blanches qui proéminent vers le corps vitré ; elles sont placées en avant des vaisseaux rétiniens et presque toujours entourées de nombreux foyers apoplectiques, qu'on ne peut voir qu'à un fort grossissement.

En même temps que ces altérations se produisent dans la couche nerveuse, il se produit une prolifération dans les fibres perpendiculaires ou radiées de Muller, suivie de dégénérescence graisseuse ou de sclérose. Cette altération apparaît sous la forme de points d'un blanc éclatant, nombreux, quelquefois se réunissant presque pour former cette figure étoilée que l'on observe à une période avancée autour de la macula.

La direction des fibres radiées dans ce point rend très-bien compte de cette disposition. En effet, les fibres radiées présentent vers la macula une direction oblique, presque parallèle à la fovea centralis.

Les couches externes de la rétine restent longtemps sans subir de modifications. Elles ne s'altèrent qu'à une période avancée de l'affection. Il peut se produire alors des changements dans la choroïde. La chorio-capillaire peut présenter des plaques de sclérose et dans ces points l'épithélium choroïdal est dépourvu de pigment.

Muller a encore signalé des altérations du corps vitré consistant dans l'apparition de filaments très-fins, nombreux au niveau des parties altérées de la rétine, et invisibles à l'ophthalmoscope.

D'après cela, il est facile de se rendre compte des différents symptômes objectifs que l'on observe dans cette forme de rétinite.

*Symptômes.* — Il existe deux formes (Follin). .

La première est caractérisée par un œdème fugace plus ou moins considérable, mais qui disparaît sans laisser de lésions.

Peut-être bien les cas cités sans lésions à l'autopsie doivent-ils être rapportés à cette forme. Il n'est pas rare de l'observer pendant la grossesse.

La deuxième forme est bien autrement grave, à cause des altérations plus ou moins grandes qu'elle laisse après elle, même lorsque la maladie générale dont elle dépend se modifie,

Au début, on constate une hypérémie très-marquée; les vaisseaux sont tortueux. Bientôt apparaît l'infiltration séreuse, qui est surtout manifeste autour de la papille. La rétine n'a plus sa transparence normale; si on l'examine à ce moment, elle est d'une teinte grisâtre, d'aspect strié, suivant la direction des fibres nerveuses. La papille n'a plus sa coloration rosée; elle est louche, nébuleuse, ses contours sont effacés. Tels sont les symptômes caractéristiques de la première période ou de l'infiltration diffuse de M. de Graefe.

Les plaques graisseuses ne tardent pas à paraître. Elles se montrent à la périphérie de l'œdème, qu'elles circonscrivent en quelque sorte, on ne les observe presque jamais vers les parties équatoriales. Leur volume est variable. Tantôt elles sont petites, isolées, se présentant sous la forme de points blanchâtres, tantôt elles se réunissent pour former des plaques plus larges, arrondies, nettement limitées du côté qui avoisine la papille, tandis qu'elles sont plus ou moins dentelées vers la périphérie. Elles diffèrent par leur coloration blanchâtre des plaques blanches d'atrophie choroïdienne qui présentent un reflet bleu et quelques dépôts de pigment disséminés. Comme cette altération siége dans les couches externes, on voit les vaisseaux passer au devant de ces plaques.

Les veines sont plus larges, flexueuses. Les artères, diminuées de volume, s'altèrent à leur tour, et lorsque leur paroi est infiltrée, elles présentent une ligne blanchâtre parallèle au courant sanguin. Ces parois finissent par se rompre en différents points et on voit alors apparaître des hémorrhagies nombreuses situées le long des vaisseaux, dans l'intervalle des plaques graisseuses. Ces épanchements, qui siègent dans la couche des fibres, présentent une disposition striée.

Enfin, à la troisième période, se manifestent ces points blanchâtres éclatants qui convergent vers la tache jaune en suivant la direction des fibres radiaires. Ce reflet brillant qu'ils présentent est dû à la présence d'un globule graisseux dans chacun des points. A cette période, on ne voit plus d'hémorrhagies ou du moins elles sont fort rares.

## OBSERVATION XI.

M. S..., 32 ans, demeurant à Nogent-sur-Marne (Seine-et-Marne) souffrant des yeux est adressé à M. Sichel par le D$^r$ G..., médecin de Paris.

Ce malade se présente à la Clinique le 4 juillet 1869.

Il se plaint d'un trouble considérable de la vue, trouble qui a augmenté d'une manière si rapide depuis quelque temps qu'il ne lui est plus possible de distinguer les personnes qui l'entourent.

Auparavant, vue excellente et santé très-bonne.

Le 14 janvier, à la suite d'un refroidissement prolongé, il a été pris de violents maux de tête et de vomissements répétés.

Peu de jours après, il a ressenti une douleur sus-orbitaire très-vive principalement du côté gauche. Et, en même temps, sa vue est devenue trouble, il s'est aperçu qu'il ne voyait plus aussi bien.

Ces symptômes ont diminué peu à peu. La céphalalgie persiste toujours mais elle est moins intense qu'au début.

Les vomissements qui survenaient tous les jours au commencement n'ont plus lieu depuis trois mois que deux fois par semaine.

Enfin, la douleur sus-orbitaire est continuelle, mais moins vive, elle s'exaspère de temps en temps principalement du côté gauche.

Appétit presque nul, mais soif intense. Le malade boit beaucoup, il éprouve un besoin fréquent d'uriner qui l'oblige à se lever deux ou trois fois par nuit.

Sommeil agité. Il est très-débilité et ne peut travailler sans se fatiguer très-vite. Il a beaucoup maigri depuis quelque temps.

Le trouble de la vue a augmenté peu à peu. Mais c'est surtout depuis un mois que la diminution de la vue a suivi une marche très-rapide.

Le malade ne peut lire de l'œil gauche que le n° 16 de Jaeger.

L'examen ophthalmoscopique révèle les lésions suivante :

La papille est très-hyperémiée; voilée proéminente, ses contours sont effacés par une œdème qui entoure la pupille et donne à la rétine dans ce point une teinte grisâtre.

Les veines sont plus volumineuses, très-flexueus.s. Les artères plus petites.

On aperçoit le long des vaisseaux, des hémorrhagies nombreuses striées, et en même temps quelques plaques blanchâtres disséminées entre les hémorrhagies au delà de l'œdème péripapillaire ; quelques points blanchâtres existent déjà dans la région de la macula mais il sont en très-petit nombre.

L'œil droit présente des lésions moins prononcées, son acuité est meilleure et le malade peut lire le n° 12. Son champ visuel est plus étendu que celui de l'œil gauche.

Les lésions de la rétine suffisent pour porter le diagnostic, qui est confirmé par l'examen des urines.

On trouve en effet une énorme quantité d'albumine. La densité est de 1008.

Le malade est renvoyé au Dr G..., avec le diagnostic de la maladie dont il est atteint.

Le 24 juillet, il n'y a pas d'amélioration bien sensible, l'acuité est à peu près la même pour les deux yeux. On n'observe pas de modifications dans les altérations du fond de l'œil. Le malade a pris des pilules d'extrait thébaïque, du perchlorure de fer et de l'acide gallique.

On lui prescrit les bains de vapeur, les purgatifs, le vin diurétique.

Le 4 août, sa vue s'est un peu améliorée de l'œil droit, très-peu de l'œil gauche : on aperçoit ce piqueté blanchâtre de forme étoilée autour de la macula. État général toujours le même.

Le 17, le père vient à la Clinique annoncer que son fils va très-mal et ne voit presque plus ; il a une dyspnée intense et crache le sang ; on lui a appliqué il y a trois ou quatre jours un vésicatoire sur la poitrine.

Il est sans doute survenu une complication thoracique, congestion pulmonaire et œdème, complication fréquente de la maladie de Bright et qui le plus souvent emporte le malade.

*Diabète.* — Les troubles visuels sont assez fréquents dans le diabète. Peut-être même se montrent-ils dans une proportion plus grande que dans l'albuminurie. Ils peuvent être le résultat d'altérations ayant pour siége le cristallin, le nerf optique ou la rétine.

Nous allons d'abord parler des lésions de la rétine, quoique celles-ci soient les moins fréquentes. Les altérations de la rétine présentent une certaine analogie avec celles produites par l'albuminurie, mais on peut dire qu'elles sont moins constantes et moins étendues.

Au début, on observe un œdème qui détermine une amblyopie légère. Ce trouble peut s'arrêter et disparaître complétement s'il se produit une amélioration de l'affection générale. Ce premier degré, sans gravité, s'observe assez souvent ; il peut quelquefois passer inaperçu, si bien que les malades n'accusent des troubles visuels que lorsqu'il existe déjà des lésions assez avancées du fond de l'œil.

A une période plus avancée, il peut se produire des hémorrhagies et consécutivement une dégénérescence graisseuse.

Les rétinites glycosuriques sont moins rares qu'on ne semblerait le croire tout d'abord, d'après le petit nombre d'observations publiées.

L'ophthalmoscope nous montre le fond de l'œil présentant une teinte grisâtre, diffuse ; les artères diminuées de volume, leurs contours effacés et leur trajet masqué par places, des taches blanchâtres et des hémorrhagies le long des veines qui sont plus volumineuses, tortueuses. Ces altérations peuvent existent seules ou bien elles peuvent se montrer concurremment avec une atrophie de la rétine et du nerf optique. Les hémorrhagies apparaissent dans les deux yeux, et leur apparition ne se fait jamais brusquement. Le début échappe quelquefois au malade qui ne se plaint que plus tard de troubles de la vue.

Ils sont importants à connaître, car il arrive souvent que c'est le trouble visuel qui donne l'éveil sur la maladie générale de même que dans la maladie de Bright.

Les hémorrhagies sont en général peu étendues, nombreuses et disséminées dans le segment postérieur de l'œil, entre la papille et l'équateur, rarement au delà de ce dernier. En outre elles sont très-petites tantôt striées et allongées, tantôt de forme arrondie, et siégent le long des veines. Elles sont veineuses, comme dans les observations de M. Desmarres. M. Galezowski a publié une observation où l'hémorrhagie était artérielle.

Quoique ces altérations puissent présenter tout d'abord une certaine ressemblance avec celles que l'on observe dans l'albuminurie, il est cependant possible, par l'examen du fond de l'œil, de rattacher à leur véritable cause ces différentes lésions.

Au début, il existe toujours dans la rétinite albuminurique un œdème péripapillaire beaucoup plus marqué. Plus tard lorsqu'il apparaît des ecchymoses et des taches blanches, les hémorrhagies constituent un excellent signe qui suffit même pour faire le diagnostic. Celles-ci sont moins nombreuses dans le diabète et n'apparaissent pas à la même époque de la maladie. De plus, leur origine n'est pas la même. Elles sont étendues en nappe, d'une couleur plus foncée, situées le long des veines dans le diabète. Au contraire, elles sont striées, d'un rouge vif et toujours artérielles dans l'albuminurie.

Enfin on trouve, au niveau de la macula, une altération pointillée, caractéristique, qui est constante dans la rétinite consécutive à une maladie de Bright, et qui manque toujours dans la rétinite glycosurique.

Nous devons dire quelques mots des autres modifications qui se manifestent.

Il se produit le plus souvent une atrophie de la rétine et de la papille (Lécorché) (1). M. Testelin (2) en a rapporté un cas, survenu dans le cours d'une glycosurie de cause traumatique.

Dans cette forme, la rétine se décolore peu à peu. Les artères diminuent de calibre; on peut difficilement suivre leurs dernières ramifications qui ne sont plus perméables. Enfin la dégénérescence atteint la papille, qui perd peu à peu sa teinte rosée. L'atrophie envahit les deux yeux, mais inégalement; le début est insidieux. Cette altération ne se montre qu'à un degré avancé de la maladie ce qui explique

(1) De l'amblyopie diabétique. Gaz. hebd., nov. 1861.
(2) Annales d'ocul., t. XLIX, p. 263; 1863.

qu'elle ne produise jamais une cécité absolue. En effet, le malade succombe avant que l'atrophie ait eu le temps d'envahir toute la rétine.

Enfin l'altération la plus fréquente est bien certainement l'opacité du cristallin.

---

## COMPLICATIONS.

Les hémorrhagies rétiniennes peuvent, dans quelques cas, entraîner après elles certaines modifications dont nous allons nous occuper.

*Flocons.*— Nous avons déjà vu que le sang épanché dans la rétine peut quelquefois pénétrer dans le corps vitré ; c'est surtout, on le comprend aisément, l'apoplexie des couches antérieures de la rétine, qui détermine cette complication. Le sang perfore la limitante interne et même l'hyaloïde, pour se répandre dans le corps vitré et former des flocons. Cette complication survient surtout lorsque le corps vitré a perdu sa consistance normale.

M. Follin a démontré par des expériences faites sur des lapins, que l'hémorrhagie du corps vitré est presque impossible s'il n'a déjà subi cette modification. Le corps vitré normal oppose une certaine résistance et il faut une assez grande force pour rompre l'hyaloïde ; lorsqu'il est ramolli, au contraire, cette résistance est anéantie. L'épanchement peut bien plus facilement se frayer un passage à travers la limitante et la membrane hyaloïde et arriver dans le corps vitré.

Toutefois cette modification n'est pas absolument indispensable, et nous croyons que l'hémorrhagie peut avoir lieu, le corps vitré étant normal. Mais, à la vérité, l'épanchement est toujours moins abondant à cause de la pression exercée par le corps vitré sur le vaisseau, qui s'oppose à la libre sortie du sang.

L'épanchement de sang peut provenir ou de la rétine ou de la choroïde, mais le plus souvent de cette dernière et principalement de sa partie antérieure, qui est en effet la plus riche en vaisseaux. Les vaisseaux de la choroïde étant plus volumineux que ceux de la rétine, ils donnent naissance à des épanchements plus étendus, caractère important au point de vue du diagnostic, puisqu'il permet de dire d'où vient l'hémorrhagie, alors que le trouble du fond de l'œil est encore trop considérable pour qu'il soit possible de reconnaître le point de départ.

Un peu plus tard, lorsque l'épanchement est à peu près résorbé, l'examen ophthalmoscopique devient possible ; on peut voir dans le point de la rétine une petite déchirure ou bien une cicatrice présentant la forme d'une tache pigmentaire, et qui est l'indice du passage que s'est frayé le sang pour arriver dans le corps vitré.

Les vaisseaux de la rétine donnent moins souvent lieu à cette complication. Cela s'explique par la délicatesse de leurs parois qui peuvent se rompre sous l'effort d'une pression relativement faible, pression qui le plus souvent n'est pas suffisante pour vaincre la résistance de la membrane limitante et frayer au sang un passage dans le corps vitré.

Cependant, quoique plus rare, cette complication s'observe à la suite d'hémorrhagies rétiniennes, mais alors le sang épanché est généralement en petite quantité. L'épanchement ne tarde pas à se diviser. Il se forme une foule d'amas sanguins, de flocons de volume variable en général très-petits, se déplaçant facilement et ayant de la tendance à gagner les parties déclives : s'ils sont nombreux, ils interceptent une assez grande quantité de rayons pour troubler la vue. Le trouble est d'autant plus grand que les corpuscules sont placés plus près de la rétine à cause des ombres qu'ils projettent sur cette membrane. Il diminue au contraire lorsque les opacités se trouvent réunies dans les parties déclives du corps vitré.

Si on examine le fond de l'œil avec le miroir on voit nettement ces caillots colorés en noir mobiles et se déplaçant dans les différents mouvements que l'on fait exécuter au globe. Comme l'épanchement qui provient de la rétine est en général peu abondant, la résorption se fait assez rapidement, et après quelques jours le trouble a disparu.

Quelquefois les amas sanguins très-divisés se montrent sous la forme d'un pointillé granuleux, envahissant la plus grande partie du corps vitré, et déterminent un trouble plus considérable. On aperçoit à l'ophthalmoscope un nuage qui trouble l'image du fond de l'œil, et lorsqu'on imprime des mouvements à l'œil, on voit que certaines parties de ce nuage sont plus denses.

Le *décollement de la rétine* est une complication rare de la maladie qui nous occupe. Cette lésion, autrefois connue sous le nom d'hydropisie sous-rétinienne, parce qu'on croyait que le liquide épanché était toujours formé par de la sérosité peut être le résultat d'une hémorrhagie. M. de Graefe est d'avis qu'il est dû le plus souvent à un épanchement de sang. Nous devons dire que ce sang vient presque toujours de la choroïde.

Lorsqu'il vient de la rétine, il traverse les couches externes de la rétine, se répand entre celles-ci et la choroïde, et si l'épanchement est assez abondant, il décolle la rétine. Le décollement survient assez brusquement ; car les malades racontent qu'ils ont vu tout à coup un nuage épais leur cacher une partie des objets ; quelques-uns ont pendant un certain temps la perception d'un nuage rouge devant les yeux. Par suite de la fréquence plus grande du décollement en bas, ils se plaignent souvent de ne pas voir la partie supérieure des objets. Pour bien voir un objet, ils sont obligés de le porter dans la direction de l'épanchement. C'est là un symptôme qui indique la portion de rétine décollée. Ainsi le décollement siége-t-il à la partie inférieure, le malade portera l'objet qu'il veut voir en bas.

Les troubles visuels accusés par le malade tiennent à ce-
que les rayons lumineux ne traversent pas la portion de la rétine décollée. Les phosphènes correspondant au décollement
font toujours défaut. A l'examen du champ visuel on trouve
une lacune qui correspond à la portion de rétine décollée.

Quoiqu'on ait cité quelques rares faits de rétine décollée
ayant conservé ses fonctions, on peut dire que l'insensibilité
en pareil cas est un fait à peu près constant. Cette lésion est
souvent visible à l'œil nu. On aperçoit derrière le cristallin
une masse bleuâtre bosselée qui flotte au fond de l'œil lorsque
cet organe est mis en mouvement.

A l'examen ophthalmoscopique on ne voit plus le fond de
l'œil également rouge, mais on aperçoit dans une portion, le
plus souvent en bas, une masse d'un bleu verdâtre plissée
plus ou moins mobile. Cette coloration s'explique par le défaut de transparence du liquide sous-rétinien, et par le reflet
que donne la portion décollée de la rétine. Cette masse parcourue par des lignes rouges qui ne sont autres que les vaisseaux rétiniens, proémine tantôt en avant d'une façon uniforme, tantôt au contraire se présente sous la forme de deux
saillies séparées par un vaisseau rétinien qui n'a pas cédé au
soulèvement. Les vaisseaux paraissent courbés et même interrompus; ils présentent à ce niveau une coloration noirâtre
si le liquide sous-rétinien est très-foncé.

Le décollement est, avons-nous dit, le plus souvent mobile.
Il n'en est pas ainsi lorsque l'épanchement est très-peu considérable, nous avons vu un cas de ce genre. L'épanchement
était en si petite quantité que la rétine ne semblait pas déta-
chée de la choroïde. Elle présentait dans cette partie une
teinte grisâtre comme œdématiée. Les vaisseaux à ce niveau
étaient en partie effacés. Les phosphènes manquaient dans ce
point et on trouvait à l'examen du champ visuel une lacune
correspondante.

La mobilité peut encore manquer lorsque l'épanchement

est considérable. Mais le plus souvent le déplacement est possible et on peut voir ces ondulations ainsi que le changement de position et de forme des vaisseaux. Le décollement peut se montrer dans tous les points, mais si l'épanchement est un peu fort, il gagne les parties déclives, aussi, observe-t-on le plus souvent le décollement en bas. Le niveau n'est pas sur le même plan ; il est toujours moins élevé en dedans à cause de l'obstacle formé par la papille. On observe quelquefois le décollement complet se présentant sous la forme d'un entonnoir dont le sommet correspond à la papille et la base à l'ora serrata.

La marche est très-lente et l'altération peut persister quelques mois et même des années. M. Liebreich a cité deux cas de résorption complète et récollement de la rétine, mais ces faits sont très-rares. Les récidives sont fréquentes. La rétine ainsi décollée peut présenter des ecchymoses. Elle peut aussi s'enflammer et cette inflammation ne tarde pas à être suivie d'une dégénérescence graisseuse et finalement d'une atrophie de la rétine. Enfin il peut se compliquer des troubles du côté du corps vitré et du cristallin.

Il est souvent bien difficile de reconnaître la nature hémorrhagique ou séreuse de l'épanchement. Au début, cette distinction est à la rigueur possible ; le décollement produit par un épanchement de sang présente une teinte plus foncée, mais plus tard lorsque les caillots se sont en grande partie résorbés et qu'il ne reste plus qu'une sérosité rougeâtre elle est à peu près impossible. A ce moment en effet la coloration qui est sensiblement la même varie, du gris bleuâtre au bleu verdâtre.

*Rétinite.* L'hémorrhagie de la rétine provoque en général une légère hyperémie et aussi un certain degré d'œdème dans le voisinage de l'épanchement. Mais quelquefois le sang épanché surtout s'il est en assez grande quantité produit une irritation un peu forte pouvant donner lieu à une forme de

rétinite que M. de Graefe et la plupart des ophathalmosco-
piques allemands ont appelé rétinite apoplectique.

A l'ophthalmoscope on constate que la papille est moins
nette et les contours sont diffus. La rétine paraît légèrement
trouble par suite de la transsudation qui accompagne l'épanchement. Les veines sont plus volumineuses et même flexueuses. Les troubles fonctionnels peu accusés sont caractérisés
par une sensibilité plus grande à la lumière. Le trouble de la
vue, d'abord léger, s'accuse de plus en plus si l'œdème augmente.

Cette complication n'a que peu d'importance et n'ajoute
rien à la gravité de l'affection, car nous verrons que le pronostic des hémorrhagies rétiniennes est grave non à cause
des désordres que peuvent occasionner les épanchements
dans la rétine, mais parce qu'elles trahissent le plus souvent l'existence de troubles profonds de la constitution.

MARCHE, DURÉE, TERMINAISON.

La marche des troubles oculaires varie avec la cause qui
les a produits. On comprend facilement que, lorsque les lésions
du fond de l'œil seront sous la dépendance d'une affection
générale, les modifications seront lentes, surtout si les désordres sont considérables. La guérison est dans ce cas difficile,
parce que l'amélioration ne suit pas une marche progressive.
En effet, après quelque temps, il survient de nouvelles hémorrhagies qui déterminent une aggravation plus considérable.

Cependant, lorsque les altérations de la rétine ne sont pas
très-prononcées, si toutefois la maladie tend à la guérison, la
résolution se fait assez vite. Quelquefois, la résorption commence le long des vaisseaux ; on aperçoit alors des lignes ou
des traînées jaunâtres, puis blanchâtres, qui s'élargissent
peu à peu, au point d'envahir toute la place occupée par le sang.

Nous avons pu suivre ce mode de régression chez le malade de l'obs. 5. Les vaisseaux diminuent de volume ; les artères redeviennent normales. Les veines surtout perdent leur forme tortueuse ; s'ils'est produit quelques modifications du côté de la papille, on les voit disparaître progressivement, et les contours qui étaient effacés s'accusent de plus en plus.

La marche suivie par ces modifications est assez rapide quand l'affection générale guérit franchement. Si les hémorrhagies sont petites, la résorption peut se faire complétement en quelques jours, sans laisser de traces appréciables. Il n'en est pas de même des épanchements plus considérables dont la durée est toujours bien plus longue et varie de trois mois à six mois. La résorption ne se fait alors qu'avec une extrême lenteur, et surtout dans l'hémorrhagie de la tache jaune.

Ce travail ne se fait quelquefois qu'après un temps assez long, puisqu'on voit certains épanchements conserver longtemps leur coloration rouge, après quoi on peut assister au mouvement rétrograde qui se produit. Quand ils commencent à se résorber, on voit les bords pâlir, tourner au jaune orangé, puis bientôt toute la tache perd sa coloration rouge pour représenter une teinte jaunâtre qui ne tarde pas à blanchir. Enfin il ne reste plus qu'une tache légèrement grisâtre, qui indique plus tard le point où l'hémorrhagie s'est produite. C'est surtout dans les épanchements apoplectiques étendus et de forme arrondie que l'on peut bien suivre les différentes phases de la régression. Il nous a été donné d'observer toutes ces métamorphoses dans l'hémorrhagie de la macula dont nous rapportons l'observation.

La résorption quoique lente à se produire peut se faire complétement, et dans ce cas la sensibilité revient et la vue se rétablit, mais la terminaison n'est pas toujours aussi heureuse, et la rétine ne recouvrant pas ses propriétés dans les points occupés par les foyers il en résulte des altérations correspondantes du champ visuel. Lorsque la résorption n'est pas

complète il reste une tache grisâtre produite par de la fibrine
décolorée provenant du caillot. Tantôt on aperçoit une tache
rouge due à un dépôt d'hématoïdine qui n'a pas été résorbée.
Enfin il y a une autre terminaison signalée par MM. de Graefe
et Liebreich : c'est la transformation graisseuse de la rétine.

En général dans ces cas la vision reste abolie, cependant
M. Liebreich a vu chez un sujet les plaques graisseuses disparaître et la rétine recouvrer ses fonctions. La terminaison
par atrophie de là rétine est très-rare ; il faut pour qu'elle ait
lieu que les épanchements soient très-nombreux et exercent
sur les éléments nerveux de la rétine une compression forte
et prolongée.

Contrairement à ce qu'on observe dans les altérations
de la choroïde on ne trouve pas de dépôts pigmentaires
à la place occupée par les foyers. La présence de pigment
à ce niveau implique qu'il existe une altération concomitant
de la choroïde.

## DIAGNOSTIC.

Nous aurons à faire d'abord le diagnostic de l'hémorrhagie rétinienne d'avec celle qui est fournie par les vaisseaux
de la choroïde et ensuite le diagnostic des hémorrhagies rétiniennes entre elles, en ayant soin, autant que possible, de
remonter à la cause qui les a produites. Ce dernier point du
diagnostic offre quelquefois de grandes difficultés.

Les phénomènes subjectifs sont à peu près les mêmes pour
toutes les hémorrhagies. A l'examen du champ visuel, elles
donnent toutes lieu également à des lacunes correspondantes
aux points lésés.

On a bien avancé que les hémorrhagies rétiniennes étaient
centrales, tandis que celles qui proviennent de la choroïde se
faisaient à la périphérie, mais ce signe qu'on a donné comme
distinctif, est pour nous sans importance ; car les hémorrha-

gies rétiniennes peuvent siéger aussi vers l'équateur, et nous avons fait voir que certaines affections cardiaques s'accompagnent d'hémorrhagies rétiniennes équatoriales.

Nous arrivons à l'examen ophthalmoscopique qui seul peut nous fournir des renseignements précis.

*A*. Les hémorrhagies de la choroïde diffèrent par leur forme de celles que l'on observe dans les couches internes de la rétine. En effet les premières se présentent sous la forme de taches arrondies quelquefois irrégulières. Les autres au contraire affectent une forme striée en rapport avec les fibres nerveuses de la rétine. Ces dernières diffèrent en outre par leur position plus antérieure. Elles sont situées le long du vaisseau rétinien qu'elles recouvrent à ce niveau. Celles de la choroïde se trouvent sur un plan postérieur aux vaisseaux rétiniens que l'on peut toujours apercevoir.

Si le diagnostic est facile avec les hémorrhagies des couches antérieures de la rétine, il n'en est pas de même lorsque celles-ci se portent dans les couches externes qu'elles perforent pour aller se répandre au devant de la choroïde. Elles présentent alors les mêmes dispositions que les apoplexies choroïdiennes. On peut, il est vrai, jusqu'à un certain point, en reconnaître la source précise par le rapport des foyers avec les vaisseaux rétiniens; mais cela est extrêmement difficile.

*B*. Quoique les apoplexies rétiniennes n'offrent pas toujours des formes spéciales bien tranchées, elles présentent cependant certains caractères qui permettent quelquefois de remonter à la cause; mais il est souvent indispensable de prendre en considération les lésions qui les accompagnent.

Les hémorrhagies apparaissent dans le segment postérieur de l'œil. Les foyers sont petits, nombreux, striés; en outre, ils existent dans les deux rétines. On doit songer, soit à l'albuminerie, soit au diabète.

Si on observe en même temps un œdème péripapillaire très-accusé, des hémorrhagies au voisinage des artères, striées, d'un rouge vif, des plaques d'un blanc laiteux et le pointillé étoilé autour de la fovea centralis, on doit soupçonner plutôt la présence de l'albuminerie dans l'urine. Toutes ces lésions peuvent sans doute exister dans des rétinites de causes variables, mais alors elles sont toujours plus isolées.

Des hémorrhagies situées le long des veines, étalées, d'un rouge foncé brunâtre, s'accompagnent au contraire de l'atrophie papillaire ou d'une cataracte commençante, on doit les rattacher à la présence du sucre dans les urines.

Les hémorrhagies rétiennes monoculaires, à début brusque, assez étendues et situées sur le trajet d'une artère, paraissent reconnaître pour cause une hypertrophie cardiaque. Cette règle est loin d'être absolue ; nous ne voulons pas dire qu'en présence d'une semblable hémorrhagie on doit trouver forcément cette affection cardiaque : tel n'est pas notre avis, d'autant plus qu'elle peut très-bien se produire lorsque, par exemple, à une altération préexistante vient s'ajouter, comme cause déterminante, un effort quelconque. C'est le cas de l'hémorrhagie de la macula dont nous donnons l'observation.

Au contraire, les hémorrhagies petites, multiples, situées dans les parties équatoriales de la rétine, seraient plutôt l'indice d'une affection valvulaire. Nous ferons les mêmes réserves pour ce dernier groupe d'hémorrhagies : elles ne se rattachent pas toutes à cette seule lésion valvulaire, qui n'agit qu'en exagérant la tension veineuse ; or, nous avons fait voir combien sont nombreuses les causes capables de gêner la circulation au point de déterminer une congestion passive pouvant aller jusqu'à la rupture. Pour cette raison, nous devons placer ici les hémorrhagies rétiniennes veineuses qui reconnaissent pour cause une suppression d'hémorrhoïdes ou de règles.

Quoi qu'il en soit, nous croyons que l'affection valvulaire est une cause assez fréquente : aussi, en présence d'hémorrhagies multiples équatoriales, doit-on toujours faire avec grand soin un examen du cœur.

Les hémorrhagies dans les maladies du cœur peuvent se montrer aux deux yeux, mais à des intervalles plus ou moins éloignés : jamais elles n'apparaissent en même temps.

Les hémorrhagies, tantôt nombreuses, disséminées, petites, tantôt volumineuses, à début assez brusque, d'un rouge vif, situées sur le trajet des artères, se rattachent à une altération du vaisseau et surtout à l'artério-sclérose, plus rarement aux anévrysmes miliaires des artères. Dans ces cas, la rupture étant artérielle, toutes les artères sont vides, sinueuses, irrégulières, non plus rouges, mais pâles, jaunâtres, quand l'affection est généralisée. Quelquefois cette altération n'existe que sur une branche, comme dans l'observation intéressante que nous rapportons.

Les apoplexies capillaires dans toute l'étendue de la rétine sont souvent l'expression d'un état adynamique, d'une cachexie, et en particulier de la cachexie cancéreuse (Follin).

Les hémorrhagies petites, nombreuses, autour de la papille très-hyperémiée, proéminente, à contours en grande partie effacés, se rapportent à une affection cérébrale.

## PRONOSTIC.

*Pronostic.* — Il découle en partie de ce qui a été dit plus haut sur les divers modes de terminaison de la maladie. Au point de vue de l'affection oculaire, le pronostic varie avec le siége et l'abondance de l'hémorrhagie. Il est bien évident que si l'épanchement se trouve au niveau de la macula, le danger devient plus grand. Nous avons vu, en effet, que dans cette région une petite déchirure de la rétine pouvait être suivie d'une abolition complète de la vision centrale.

Un épanchement considérable rend le pronostic plus sérieux, puisqu'il peut, par la compression des éléments nerveux, déterminer l'atrophie de la rétine. Mais c'est surtout la cause qu'il importe de prendre en considération. A ce point de vue, le pronostic est presque toujours sérieux, et cela parce que les hémorrhagies rétiniennes, comme nous l'avons fait voir, sont presque toujours symptomatiques d'affections graves, dont la durée est variable, mais la terminaison en général fatale, comme, par exemple, des maladies du rein, du cœur, du cerveau.

Elles peuvent aussi dépendre (et cette cause est, à notre avis, très-fréquente) d'une altération des vaisseaux. Dans ce cas, le pronostic est encore très-grave, parce que l'altération des vaisseaux tend à se généraliser; aussi le malade est-il exposé dans l'avenir à de nouvelles apoplexies, non-seulement dans la rétine, mais aussi dans certains organes, comme le cerveau.

Si, au contraire, la cause a été passagère, le pronostic est sans gravité. Telles sont les quelques hémorrhagies qui surviennent à la suite d'efforts quand cette dernière cause existe seule.

## TRAITEMENT.

S'il y a lieu d'agir localement, il importe aussi de tenir compte des indications fournies par l'état général.

Au début on peut avoir recours aux déplétions sanguines locales, sangsues ou ventouses à la tempe, et mieux encore la sangsue artificielle de Heurteloup, en ayant soin de maintenir le malade dans l'obscurité pendant trente-six heures après l'émission sanguine. En agissant ainsi, on évite de nouveaux épanchements que tendrait à produire la congestion momentanée du fond de l'œil qui succède à toute déplétion sanguine pratiquée dans le voisinage de cet organe.

On doit chercher en même temps à déterminer une dérivation légère sur le tube digestif; on prescrit dans ce but des purgatifs légers, et de préférence l'usage des eaux minérales légèrement purgatives, puis des vésicatoires volants répétés sur la tempe. Le bandeau compressif peut, dans quelques cas, rendre des services. Enfin le repos absolu des yeux doit être conseillé. Plus tard, lorsque l'état congestif a disparu, on administre le calomel à l'intérieur afin d'activer la résorption.

L'hémorrhagie est-elle abondante, le traitement peut être énergique, si toutefois on ne voit pas de contre-indication dans l'état du sujet. Aussi on pourra, par la sangsue artificielle, retirer 200 ou 300 grammes de sang. Ce traitement, qui est surtout indiqué chez les malades robustes, très-forts, serait nuisible chez les malades affaiblis, chez les anémiques, les cachectiques, chez ceux enfin qui sont atteints de purpura et de scorbut, etc.

Dans ces cas on emploie de préférence les ventouses sèches, les vésicatoires sur la tempe, les bains de pieds sinapisés, mais pas d'émission sanguine, mieux vaut donner des toniques, du fer, etc.

Les mêmes règles sont à suivre chez les albuminuriques et les glycosuriques : de plus, il faut en même temps traiter l'affection générale.

On n'a que peu de moyens à opposer aux maladies du cerveau, aux tumeurs qui sont la cause la plus fréquente des hémorrhagies rétiniennes ; la thérapeutique est impuissante, à moins que la tumeur ne soit syphilitique, auquel cas on prescrit en outre du traitement local, la médication spécifique à l'intérieur.

Si l'hémorrhagie est le résultat d'une affection cardiaque, il faut s'attacher surtout à régulariser les fonctions de cet organe.

Enfin, si l'apoplexie est liée à la suppression des hémorrhoïdes, des menstrues, il faut les rappeler par l'application de sinapismes, de sangsues aux parties génitales, par l'aloès administré en purgatifs ou en suppositoires.

Tous ces moyens donnent en général de bons résultats, mais ils doivent être continués assez longtemps.

# INDEX BIBLIOGRAPHIQUE


1836 Bright. Guy's hospital Reports. t. i.

1837 Caffe. Amaurose après le coït. Résumé du compte-rendu de la clinique ophthalmologique de l'Hôtel – Dieu, p. 9. Paris, 1837.

1838 Carron du Villards. Apoplexie cérébrale et rétinienne (Traité des Mal. des yeux, t. ii, p. 500.)

1839 Adisson. Id., n° 82.

1840 Rayer. Maladies des reins, t. ii, 1840.

1849 Landouzy. De la coexistence de l'amaurose comme symptômes de l'albuminurie (Ann. d'ocul., t. xxii, p. 180).

— Forget. De l'amaurose dans l'albumine (Ann. d'ocul., t. xxii, p. 180).

— Landouzy. De l'amaurose dans la néphrite albuminurique, 2ᵉ mémoire (Ann. d'ocul., t. xxvi, p. 134).

1852 Bladig. États amaurotiques accompagnant les affections du cœur (Ann. d'ocul., t. xxvii, p. 191).

1853 Abeille. Albuminurie avec amaurose unilatérale (Gazette médicale de Paris, n° 59).

— Avrand. Amaurose albuminurique (Gazette méd. de Paris, 30 juillet et 6 août).

1855 Liebreich. Apoplexie de la rétine (Arch. f. Augenhlk. Bd. i, A. 2, p. 346).

— Churchill. Amaurose pour l'accouchement (Arch. gén. de méd., 5ᵉ série, t. v).

— Roscow. Observation de convulsion avant le travail avec perte de la vue (Association medical journal, Aug., 10, p. 744).

1856 Schauenburg. Rétinite embolique (Ann. d'ocul., t. xxxv, p. 291).

— Colosimo. Épanchement rétinien (Ann. d'occul., t. xxxv, p. 291).

— A. Guépin. Albuminurie dans ses rapports avec les affections oculaires (Gaz. des hôpit., n° 70).

1857 Tavignot. L'amaurose comme symptôme de l'albuminurie
     (Revue de thér. méd.-chir., n° 9).

1858 Lécorché. Altérations de la vision dans la néphrite albu-
     mineuse (Th. de Paris).

— Massaloup. De l'amaurose comme symptôme de l'albuminurie (Thèse de Strasbourg).

— Charcot. De l'amblyopie et de l'amaurose albuminurique
  (Gaz. hebd., p. 150).

— Mackenzie. Traité des maladies des yeux.

1859 Hillairet. Amaurose, hémorrhagie dans le cerveau et le cer-
     velet, dégénérescence athéromateuse des artères, etc.
     (Gaz. méd. de Paris, n° 10).

— Laurence, Hémiopie liée à un épanchement dans la partie
  inférieure de la rétine (Ophth. Hos. Rep., n° 8, juillet).

— Bader. Apoplexie de la choroïde et de la rétine, Hospital
  Reports.

— Hulke. Hemorrhagies dans le glaucome (Arc. gén. de méd.,
  p. 492).

1860 Naegel. De la dégénérescence graisseuse de la rétine (Archiv
     für Path., t. vi ; 1862).

1861 Dixon. Apoplexie symétrique des deux rétines (Med. Times
     and Gaz., 16 et 23 juin).

— Delaire. Causes d'amaurose albuminurique (Gaz. des hôp.,
  n° 3).

— Wordsworth. Apoplexie de la rétine avec hémiplégie consécutive (Med. Times and Gaz., 26 mai)

1861 Metaxas. De l'exploration de la rétine et de ses altérations
     (Thèse de Paris).

— Rava. De l'amaurose albuminurique (Bullet. de thérap.,
  15 janvier).

— Deval. Du traitement de l'amaurose dans l'albuminurie et
  le diabète (Ibid., 30 mai).

— Galezowski. Des apoplexies de la rétine et du nerf optique
  (Gahôp., n 68).

— Lécorché. De l'amblyopie diabétique.

— Crescendio de Boves. De l'apoplexie de la rétine (Thèse de
  Paris).

— Sichel. Des amauroses cérébrales, etc. (Gazette des hôpitaux).

— Sichel. Amaurose comme conséquence d'affections inflammatoires des poumons (Gaz. des hôp., n° 138).

1862 Bouchut. De la méningite étudiée à l'ophthalmoscope (Gaz. des hôp., n° 64).

— Hulke. Rétinite avec affection des reins (Med. Times and Gaz., 19 juillet).

— Follin. Des hémorrhagies de la rétine chez les cancéreux (Société de Biologie) (Gaz. méd. de Paris, n° 52).

— Hulke. Cas d'hémorrhagies intra-occulaires (Med. Times and Gaz., 4 octobre).

1863 Testelin. Amblyopie glycosurique de cause traumatique (Ann. d'ocul., t. XLIX, p. 163).

— Galezowski. Recherches ophthalmoscopiques sur les maladies de la rétine et du nerf optique (Ann. d'ocul., t. XLIX, p. 85).

1853 Just (Otto). Embolie de l'artère centrale (Ann. d'ocul, t. LI, p. 109).

— Galezowski. Rétinique albuminurique et glycosurique (Gaz. des hôp., n° 63).

— Heyman de Dresde. Hémorrhagie rétinienne dans un cas de méningo-encéphalite chronique (Ann. d'oc., p. 328).

— Turck. Hémorrhagie rétinienne double avec humeur de l'encéphale (Gaz. méd. de Vienne).

— Jackson. De l'action de la glace appliquée sur la nuque, sur la circulation de la rétine (Med. Times and Gazette, 25 juillet).

1864 Desmarres. Amaurose double à la suite de suppression des règles (Gaz. des hôp., 35).

— Fano. Embolie de l'artère centrale (Gazette des hôpitaux, n° 121).

— De Graefe. Leçon sur l'amaurose albuminurique (Ann. d'ocul., t. LI).

1865 Galezowski. Dégénérescence graisseuse de la rétine dans l'albuminurie (Union méd., n° 63).

— Galezowski. Etude ophthalmoscopique sur les altérations du nerf optique et sur les maladies cérébrales dont elles dépendent (Paris, in-8°).

1865 Lawrence. De certaines maladies fonctionnelles de la rétine (Med. Times and Gaz., 24 juin et 1er juillet).

1866 Quaglino. Deux cas d'amaurose soudaine par embolie de l'art. ophthalmique (Ann. d'ocul., t. LVI, p. 159).

— Bauchut. Diagnostic des maladies du système nerveux par l'ophthalmoscope (1 vol. avec atlas. Paris, in-8°).

— Koster (W.). Deux cas de tumeurs de cerveau avec altérations de la rétine (Ann. d'ocul., t. LV, p. 31).

1867 Dolbeau. Apoplexie de la rétine, suite de maladie de cœur, (Clinique chirurgicale p. 17 ).

1867 Bouchut. Diagnostic [de la méningite à l'ophthalmoscopie (Gaz. méd. de Paris, numéros 1, 3, 6, 8 et 11).

— Galezowski. Du diagnostic des maladies des yeux par la chromatoscopie rétinienne (Paris, in-8").

— De Wecker. De l'embolie des vaisseaux de la rétine et du nerf optique (Gaz. hebd., n° 19).

— Courtois. Étude sur la valeur séméiologique des apoplexies rétiniennes (Thèse de Paris).

Bousseau. Des rétinites secondaires (Thèse de Paris).

Traité des maladies des yeux de Sichel.

Desmarres, Deval, Fano de Wecker.

# TABLE DES MATIÈRES




Paris. A. Parent, imprimeur de la Faculté de Médecine, rue M<sup>gr</sup>-le-Prince, 31.